ro
ro
ro

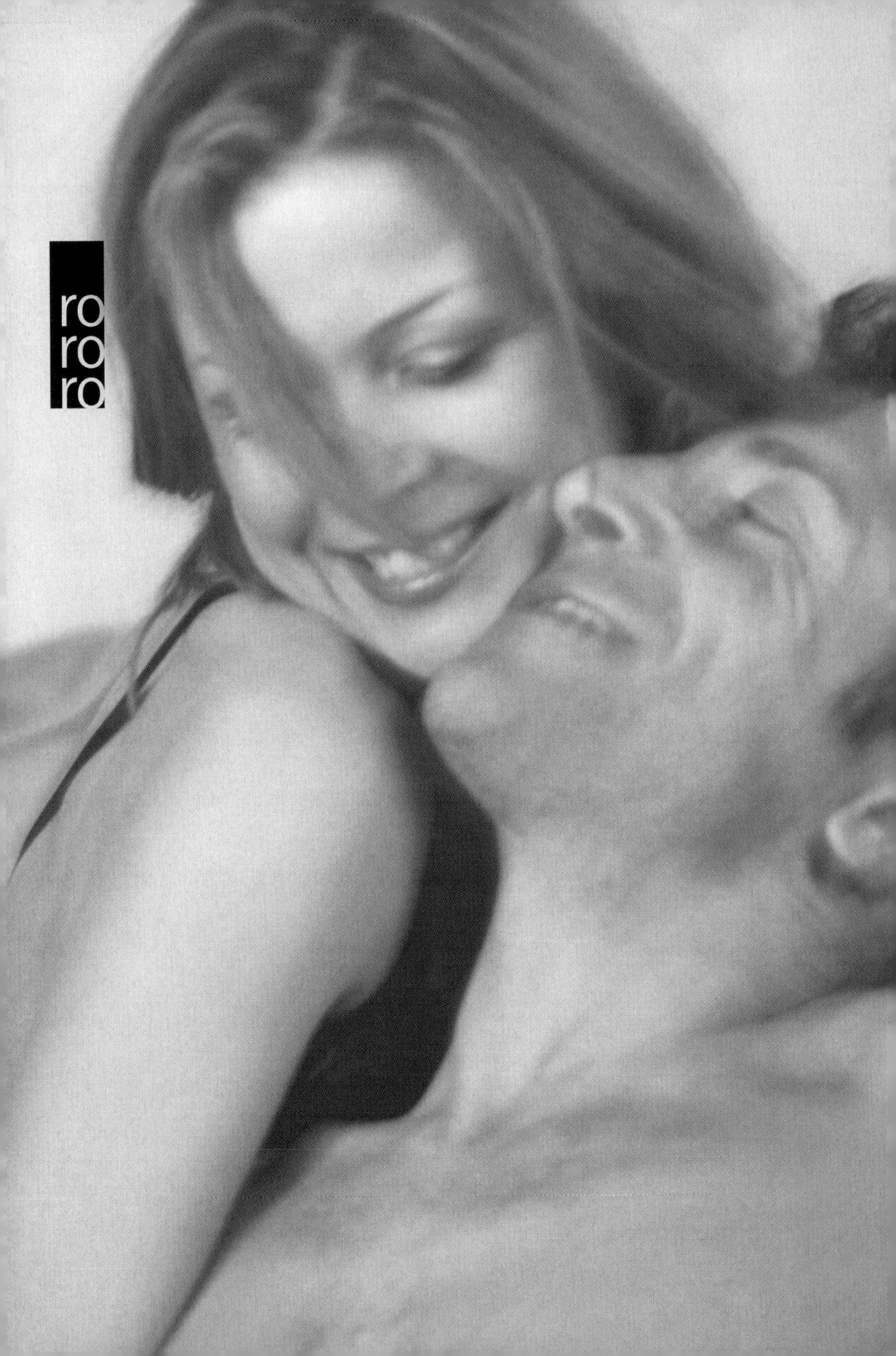
rororo

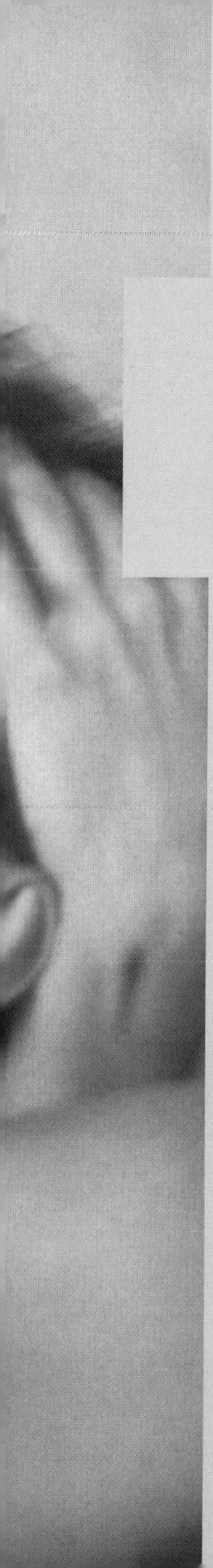

Katharina Butz
Detlef Icheln

Men'sHealth

Penis pur

Pannendienst fürs beste Stück

Fakten unter der Gürtellinie

Alles, was Männer wissen wollen

Rowohlt Taschenbuch Verlag

rororo Men'sHealth

Lektorat Bernd Gottwald

Hinweis: Die Ratschläge in diesem Buch sind zwar nach bestem Wissen und Gewissen sorgfältig erwogen und geprüft worden, die Informationen und Ratschläge stellen jedoch keinen Ersatz für die medizinische Betreuung dar. Eine Haftung für den Eintritt des Erfolges oder eine Haftung für Personen, Sach- oder Vermögensschäden, die sich aus dem Gebrauch oder Missbrauch der in diesem Buch dargestellten Methoden oder sonstigen Hinweise ergibt, ist für Verlag, Autor und/oder deren Beauftragte ausgeschlossen.

Überarbeitete Neuausgabe März 2005
Originalausgabe | Veröffentlicht im Rowohlt Taschenbuch Verlag, Reinbek bei Hamburg, März 2000 | Umschlaggestaltung Cordula Schmidt (Foto: Robert Whitman) | Grafiken Gerda Raichle | Satz Electra und Chantilly PostScript | Gesamtherstellung Clausen & Bosse, Leck | Printed in Germany
ISBN 3 499 61985 7

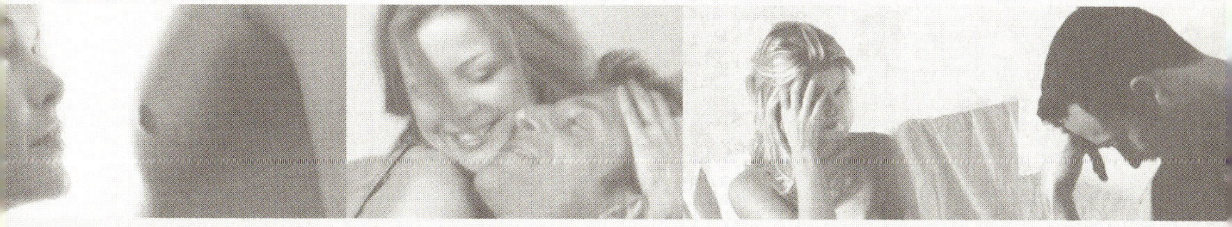

Inhalt

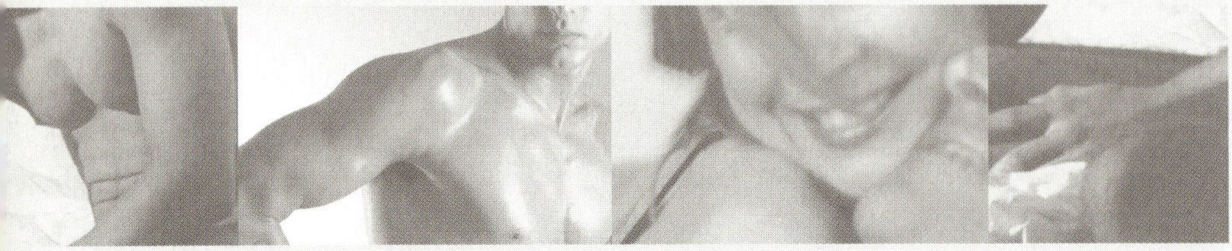

Einleitung

Ein Mann sollte sich darüber im Klaren sein, was da zwischen seinen Beinen baumelt. Und welche Verantwortung er dafür trägt.

Penis und Hoden bilden ein starkes Team, gewiss. Doch ihr gemeinsamer Erfolg in allen Lebens- und Liebeslagen hängt vor allem von Ihnen, ihrem Träger und Trainer, ab.

Wir glauben, dass Sie über viele Jahre hinweg – vielleicht sogar bis ans Ende Ihrer Laufbahn – Ihre Mannschaft von Erfolg zu Erfolg führen können. Um jedoch dauerhaft ein möglichst optimales Zusammenspiel zu gewährleisten, empfehlen wir Ihnen dringend, sich mit der technischen Ausstattung Ihres Teams genauso vertraut zu machen wie mit den Möglichkeiten moderner Trainingsmethoden. Das Einüben taktischer Varianten ist dabei genauso wichtig für den Erfolg wie eine optimale medizinische Betreuung. Doch auch der richtige Umgang mit – in der Regel unvermeidbaren – Niederlagen ist entscheidend für den Gesamterfolg, egal, ob in der laufenden Saison oder bei ausstehenden Wettkämpfen.

Dieses Trainingshandbuch beschreibt sämtliche Funktionen des Penis und gibt Anregungen für besseren Sex, anhaltende Potenz und Fruchtbarkeit. Auf alle Fragen zu Idealmaßen, Verlängerungen und anderen operativen Veränderungen finden Sie eine Antwort. Wir zeigen Ihnen die besten Lösungen für organisch oder psychisch bedingte Funktionsstörungen sowie Beeinträchtigungen des Hormonhaushalts. Sie erhalten umfassende Informationen zum Schutz vor den häufigsten Männerkrankheiten und über die besten Behandlungsmethoden für sexuell übertragbare Erkrankungen. Damit «er» auch morgen noch zu allem bereit ist.

Der *Star* ist die Mannschaft –

gemeinsam sind wir stark

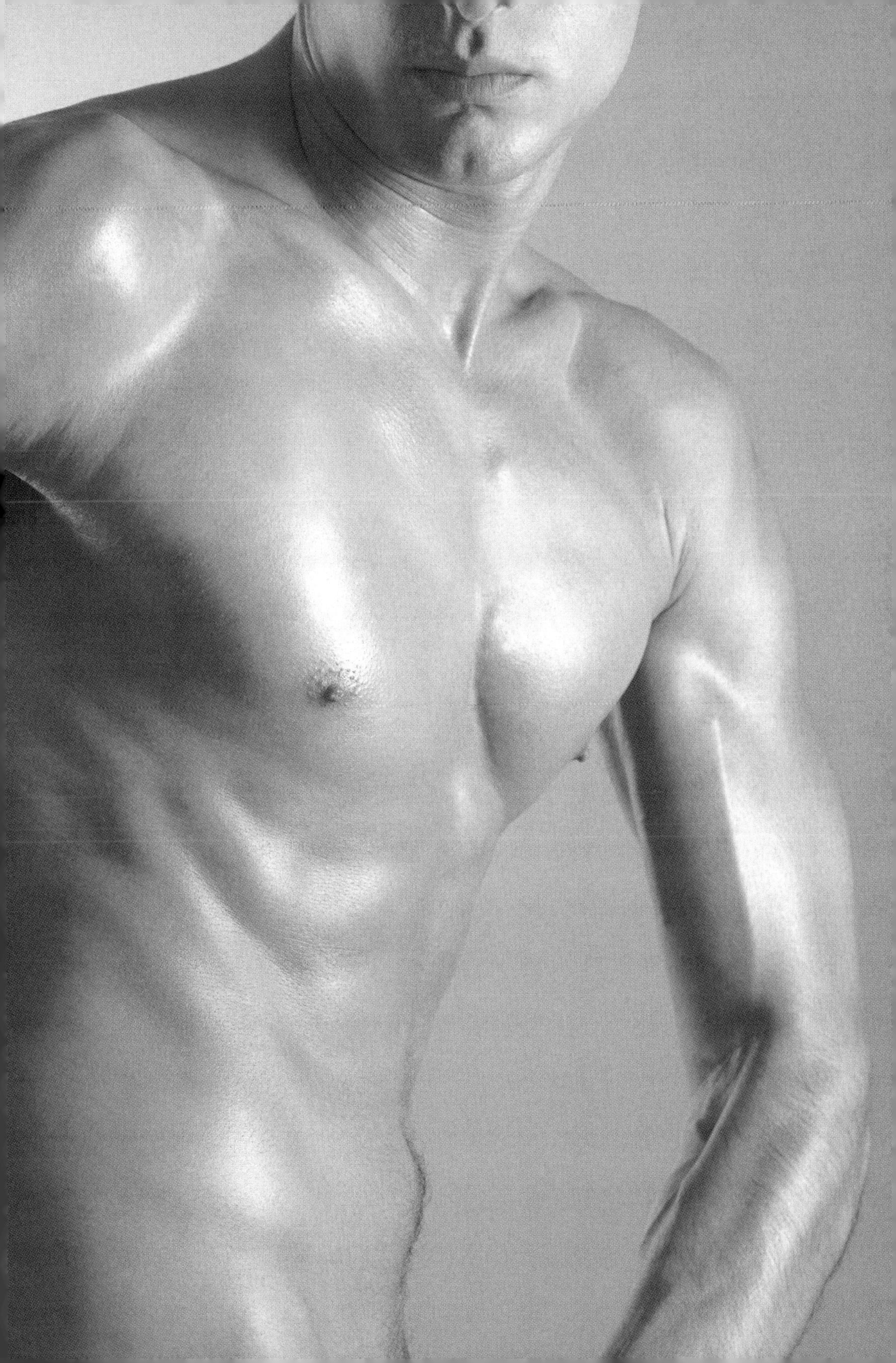

Der Penis ist als Mittelstürmer auf die Unterstützung des gesamten Teams angewiesen. Die Porträts der Mannschaft im Einzelnen.

Penis: Der Penisschaft ist durch Haltebänder am Beckenknochen befestigt. Er besteht aus einem linken und einem rechten Erektionsschwellkörper und aus einem in der Mitte darunter verlaufenden Harnröhrenschwellkörper, dessen Ende sich zur Eichel verdickt und in diese übergeht. Er umgibt die Harnröhre, durch die Urin und Sperma fließen. Die Schwellkörper sind wie ein Schwamm aufgebaut. Sie bestehen aus zahlreichen kleinen Hohlräumen, die von so genannten glatten Muskelzellen umgeben sind. Eine feste Haut umhüllt die Erektionsschwellkörper und hält sie in ihrer Form. Arterien und Venen regeln ihre jeweilige Blutversorgung. Nerven leiten bei erotischen Reizen die Gliedversteifung ein: Die glatten Muskelzellen entspannen sich, und die kleinen Hohlräume in den Schwellkörpern füllen sich mit Blut.

Vorhaut: Die äußere Penishaut geht über der Eichel in zwei Blätter über und bildet so die Vorhaut, die sich normalerweise über die Eichel zurückziehen lässt. An der Innenseite der Vorhaut sondern Drüsen befeuchtende Sekrete ab – bei mangelnder Hygiene wird daraus unangenehm riechendes, käsiges Smegma. Die Vorhaut wird durch das so genannte Bändchen, das direkt unter der Harnröhrenmündung ansetzt, mit der Eichel verbunden.

Formsache: *Die Schwellkörper sind von einer festen Haut umhüllt, die sie in Form hält.*

Hoden: Sie liegen im Hodensack (dem Scrotum), einer festen Haut mit reichlich Muskelzellen, die sich besonders bei Kälte und Erregung stark zusammenziehen kann. An der Rückseite der beiden Hoden liegen die schwanzartigen Nebenhoden, die am unteren Ende in rund 40 Zentimeter lange Samenleiter münden. Die Samenleiter verlaufen über den Leistenkanal ins Beckeninnere zur Prostata, wo sie mit der Harnröhre verbunden sind.

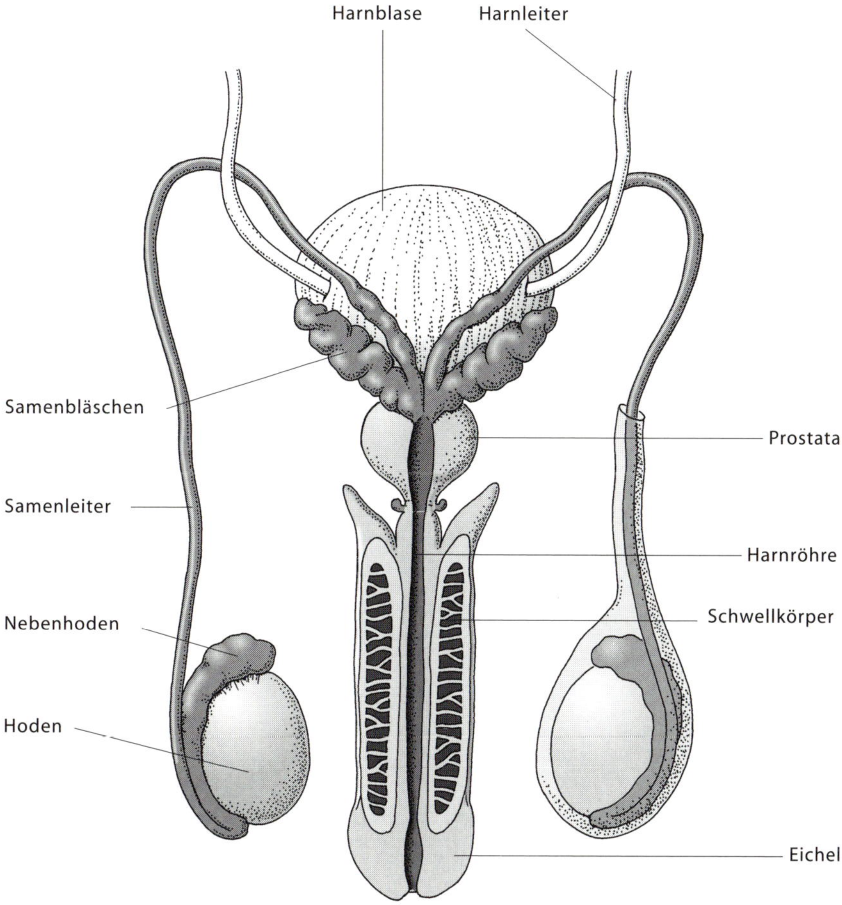

Abb. 1 > Was vor der Ejakulation passiert: Ort der Spermienentstehung sind die Hoden. Von dort gelangen sie in die Nebenhoden, wo sie lagern und reifen. Bei der Ejakulation erreichen die Spermien den Harnleiter über die Samenleiter, wo sie mit Sekreten aus Samenbläschen und Prostata vermischt werden.

In den Hoden werden die Spermien gebildet, die in den Nebenhoden bis zur Befruchtungsfähigkeit heranreifen. Der gesamte Entstehungsprozess eines Spermiums dauert mehr als zwei Monate. Die zweite wichtige Funktion der Hoden ist die Bildung des männlichen Geschlechtshormons Testosteron. Es wird in den so genannten Leydig-Zellen der Hoden produziert und in die Blutbahn geschleust.

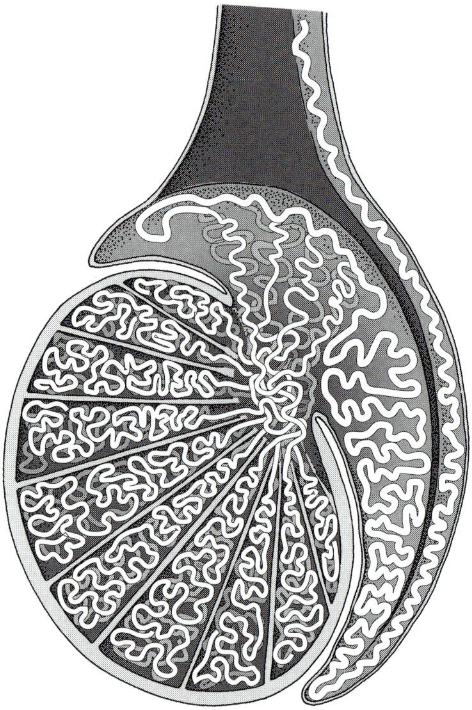

Abb. 2 > Hier herrscht reges Treiben: In den Hodenkanälchen des Mannes werden lebenslang und fortwährend frische Spermien gebildet. Bestimmte Zellen in den Zwischenräumen produzieren das Männlichkeitshormon Testosteron.

Reifeprüfung: *Ein Spermium braucht mehr als zwei Monate Entwicklungszeit, bis es reif für den Ernstfall ist.*

Prostata: Sie ist ein Drüsenkörper, der direkt unter der Harnblase die Harnröhre umschließt. Außen ist sie von einer festen Kapsel aus Bindegewebe umgeben. Bei der Ejakulation sondert die Prostata ein alkalisches Sekret ab, das mit 20 bis 30 Prozent den ersten Teil der Samenflüssigkeit ausmacht, gefolgt von den Spermien.

Samenblasen: Die gut zehn Zentimeter langen Samenblasen münden in die Samenleiter. Mit 60 bis 80 Prozent der Ejakulatmenge liefern sie ein fruchtzuckerhaltiges und cremiges Sekret, das den letzten Teil des Ejakulats bildet und den Spermien als Energiequelle dient.

Fakten, Fakten, Fakten ...

Die äußeren Abmessungen verraten noch nichts über die inneren Werte. Trotzdem bieten Vergleichszahlen über das beste Stück – die technischen Daten – eine gute Möglichkeit zur Selbsteinschätzung.

Penisdaten:

Durchschnittslänge (schlaff): 8,63 cm
Durchschnittslänge (erigiert): 16,15 cm
Mittlerer Umfang (schlaff): 9,71 cm
Mittlerer Umfang (erigiert): 12,8 cm
Mittlerer Durchmesser (schlaff): 31 mm
Mittlerer Durchmesser (erigiert): 41 mm
Mittlere Länge der Eichel: 39,5 mm
Größenverhältnis schlaff/erigiert: 1:2,6
Fläche der Vorhaut: ca. 75 cm^2
Mittleres Volumen (schlaff): 65 cm^3
Mittleres Volumen (erigiert): 213 cm^3
Verhältnis der Blutmenge: 1:8
Innendruck in den Schwellkörpern (erigiert): bis zu 100 mm/Hg
Längste medizinisch registrierte Erektion: 34,3 cm
Längster Penis: 48,3 cm (Long Don John)
Anzahl der Erektionen im Schlaf: bis zu fünf
Dauer einer nächtlichen Erektion: 20 bis 50 Minuten
Maximale Gesamtdauer der Nachterektionen: etwa vier Stunden
Zahl der Männer auf der Welt, die eine Penislänge von mehr als 30 Zentimeter im erigierten Zustand aufweisen: schätzungsweise 5000.

Hodendaten:

Gewicht: je 20 bis 35g (rechts ca. fünf Prozent mehr als links)
Länge: 3,5 bis 5 cm
Temperatur: 33 bis 35 Grad Celsius
Aufhängung: links in 85 Prozent der Fälle tiefer als rechts

Spermiendaten:

Ejakulatvolumen: 2 bis 6 ml
Spermienanteil: 3 bis 5 Prozent
Spermienproduktion: 1000 Exemplare pro Sekunde
Spermien pro Ejakulat: bis zu 600 Millionen
Spermien pro Milliliter: 20 bis 120 Millionen
Spermienlänge: 0,06 mm
Reifungsdauer: 75 bis 85 Tage
Lebensdauer
> **im Nebenhoden:** rund 30 Tage
> **an der Luft:** vier bis 24 Stunden
> **in der Vagina:** einige Stunden*
> **im Gebärmutterhals:** Bis zu sieben Tagen
Kalorien pro Ejakulat: 5 kcal
Konsistenz: gelartig
Zeit bis zur Verflüssigung: 5 bis 20 Minuten
Farbe: weiß-gelblich-grau
Ejakulationsgeschwindigkeit: ca. 17 km/h

Pinkeldaten:

Blasenfüllmenge: 500 ml
Harnabfluss-Geschwindigkeit: 200 bis 250 Milliliter in 10 Sekunden
Urinstrahlweite: bis zu drei Meter
Urinfarbe: gelb

* Die Lebensdauer hängt von vielen Faktoren ab, daher können die Werte stark variieren.

(Quellen: Christian Scheuß, Erotic Bodystyling, Bruno Gmünder Verlag, Berlin 1996; Vivien Marx, Das Samenbuch, Fischer Taschenbuch Verlag 1999; WHO, Genf; Dr. Haydar Karatepe, Sexualmedizinisches Zentrum Frankfurt; Richard Edwards, Kanada)

Cowpersche Drüsen: Die beiden Drüsen sind etwa erbsengroß, sitzen unterhalb der Prostata im Beckenboden und münden in die Harnröhre. Sie sondern kurz vor der Ejakulation ein alkalisches Sekret ab – die so genannten Sehnsuchtstropfen –, das die Harnröhre für den Samenerguss gleitfähig macht.

Größe, Ruhm und Anerkennung – der lange Weg zur Spitze

Die Länge des Penis ist zugleich der wichtigste und am meisten überschätzte Erfolgsfaktor. Lesen Sie, was wirklich zählt.

Das Maß der Dinger – eine Frage der Ehre

Seit Urzeiten messen Männer der Penisgröße immense Bedeutung bei. Schlüpfrige Witze, heimliche Blicke unter der Dusche und hochgradig übertriebene Behauptungen über die eigenen Ausmaße machen einen Umstand überzeugend deutlich – Penisneid ist eine entschieden männliche Eigenschaft. Dabei ist eigentlich nur eines unbestritten: Der Penis muss lang genug sein, um seine Aufgaben wahrnehmen zu können. Das heißt im Wesentlichen, den Harn dorthin zu befördern, wo Mann hinzielt, und groß und steif zu werden, damit Mann die Tiefe und Enge einer Vagina erforschen kann. Aber das beste Stück ist viel mehr, mit ihm steht und fällt das männliche Selbstwertgefühl. «Männer denken oft: ‹Ich bin wie mein Penis.› Je größer er ist, desto größer bin ich», sagt Dr. Haydar Karatepe. «Standvermögen, Ausdauer und Härte werden mit Selbstbewusstsein und Macht gleichgesetzt. Viele Männer sind jedoch schwer zufrieden zu stellen, wenn es um die Längenfrage geht. Tatsächlich ist die Penisgröße für viele die Messlatte schlechthin. Der Penis soll Bewunderung, Begeisterung und Lust bei Frauen auslösen und bei potenziell rivalisierenden Männern – also eigentlich allen anderen – Neid und Schrecken hervorrufen. Welcher Mann hat beim Duschen im Schwimmbad oder nach dem Sport nicht auch schon mal vorsichtig vergleichend nach rechts oder links geschielt. Und schließlich gibt es schönere Vorstellungen als die, der Ex-Lover der eigenen Freundin oder die neue Eroberung der Ex-Freundin könnte großzügiger bestückt sein.

Zu kurz gekommen? *Penisneid ist eine entschieden männliche Eigenschaft.*

Jeder Dritte findet «ihn» zu klein

Immerhin: 39 Prozent aller Männer finden ihren Penis zu klein, so das Ergebnis einer US-Studie. Ähnliche Zahlen dürften auch hierzulande gelten: Laut «Focus» (9/2000) zweifeln rund 54 Prozent der deutschen Männer an der Idealgestalt ihres Penis. «Ein Großteil der Männer ist mit seiner Penislänge unzufrieden. Das ist kein Problem des allgemeinen Selbstwertgefühls, sondern speziell des männlichen Selbstwertgefühls», sagt Dr. Karatepe. Dennoch ist völlig unklar, was «lang» oder «kurz» oder gar «zu kurz» eigentlich bedeutet. Und: Ein kleiner Penis funktioniert auf Dauer sogar besser als ein Megapenis, weil er weniger anfällig ist für Erektionsprobleme. Ein größerer braucht mehr Blut für eine stabile Erektion, und bei manchen Männern kann das aufgrund von engen Blutgefäßen schon schwierig sein.

Die Quelle der Angst: Vater oder Frau?

Die Ursache für die Urangst der Männer, zu kurz gekommen zu sein, wird in der Kindheit vermutet: «Das verbreitete Gefühl der Unzulänglichkeit entstammt der Erfahrung des kleinen Jungen, der den Penis seines Vaters mit seinem eigenen vergleicht», sagt der amerikanische Sexualtherapeut Barry McCarthy. «Für ein Kind sieht ein ausgewachsener Penis so enorm aus, dass es sich schwer vorstellen kann, sein eigenes Organ könnte jemals diese Größe bekommen.» Die Frauen sind – dieses eine Mal jedenfalls – nicht schuld an diesem typisch männlichen Minderwertigkeitskomplex: «Die Länge ist eigentlich ohne Belang, weil die Vagina flexibel ist und sich den Ausmaßen des Penis anpasst», sagt Professor Hartmut Porst, in Hamburg praktizierender Urologe. Außerdem ist das Lustzentrum der Frau bekanntlich nicht das gesamte Innere der Vagina, sondern die Klitoris, und der ist die Penislänge ziemlich egal, solange sie nur stimuliert wird. Die Stimulation wird in erster Linie dadurch gesteigert, dass der Penis beim Sex die Vagina häufig verlässt und wieder in sie eindringt. Und schließlich ist wissenschaftlich erwiesen, dass die Vagina in der Länge zwar acht bis zehn Zentimeter misst, ihre sensibelste Stelle, der G-Punkt, jedoch nur zwei Zentimeter tief an der Scheidenvorderwand hinter der Harnröhrenmündung liegt. Das Gefühl, die Stöße bis zum Anschlag durchzuführen, bleibt also ohnehin dem kleineren Penis vorbehalten; die anderen müssen aufpassen, damit die Lustschreie der Partnerin nicht in Schmerzensschreie übergehen. Denn ein großer

ACHTUNG!
Folgende Faktoren können einen schlaffen Penis um fünf Zentimeter oder mehr schrumpfen lassen: kaltes Wetter, kaltes Wasser (baden, duschen, schwimmen), Erschöpfung, Aufregung (nichtsexueller Art), Krankheit.

Penis kann die Partnerin reibungsbedingt verletzen und ihr durch die Stöße gegen die Eierstöcke – die sind ähnlich empfindlich wie die männlichen Hoden – Schmerzen zufügen.

Die längste Praline der Welt?

Bisher existieren international nur wenige anerkannte Studien zur Penislänge, die aktuellste stammt vom US-Urologen Hunter Wessels aus dem Jahr 1996. Er wollte angesichts der ständig zunehmenden Anfragen wegen einer chirurgischen Penisverlängerung einen Referenzmaßstab erstellen. Das Ergebnis dieser Untersuchung von 80 kalifornischen Männern: Der Penis misst erigiert durchschnittlich 12,9 Zentimeter und 8,9 Zentimeter im schlaffen Zustand. Der berühmte amerikanische Sexualwissenschaftler Alfred Kinsey kam 1948 bei 2770 befragten Männern dagegen auf durchschnittlich 15,5 erigierte Zentimeter (schlaff: 8,7). Eine weitere Untersuchung kam 1994 bei 150 Männern auf eine durchschnittliche Erektionslänge von 14,5 Zentimetern. Und Richard Edwards, ein in der medizinischen Forschung tätiger Kanadier, befragte in jüngster Zeit über drei Jahre hinweg anhand eines interaktiven Fragebogens mehr als 3100 Männer über das Internet zu ihrer Penisgröße. Er wertete die Daten von 2545 Teilnehmern im Durchschnittsalter von 29,7 Jahren aus und veröffentlichte sie – ebenfalls im Internet. Sein Ergebnis für die Durchschnittslänge eines erigierten Penis übertrifft alles bisher da Gewesene: 16,15 stolze Zentimeter.

Durchschnittliche Penismaße

	Mittelwert	Min.	Max.
Länge schlaff:	8,63 cm	2,5 cm	15,7 cm
Länge erigiert:	16,15 cm	6,8 cm	26,0 cm
Umfang erigiert:	12,7 cm	6,0 cm	20,0 cm
Durchmesser erigiert:	41 mm	17 mm	55 mm
Eichellänge:	39,5 mm	12 mm	76 mm

Datenbasis: 2545 Männer über 18 Jahre
(Quelle: Richard Edwards, www.sizesurvey.com)

Eine Frage des Wachstums

Der Penis wächst (siehe Tabelle) durch eine Erektion durchschnittlich um 7,5 Zentimeter, also auf knapp das Doppelte seiner Ursprungslänge. Edwards' Analyse bietet auch Trost für kleine Schlaffis: Wer es im Ruhezustand auf weniger als acht Zentimeter bringt, dessen Penis vergrößert sich bei der Erektion umso mehr: Steif ist «er» mehr als zweieinhalb mal so groß wie schlaff. Im Volksmund heißen diese Wachstumswunder «Blutpenis». Dagegen legen diejenigen, die auf den ersten Blick besser bestückt sind (alle über acht nicht erigierte Zentimeter), im Mittel nur um zwei Drittel zu, wenn sie eine Erektion bekommen. Sie besitzen einen so genannten «Fleischpenis». Auf diese Weise wächst also ein Blutpenis von sechs Zentimetern bei einer Erektion bis zu einer Gesamtlänge von 15 Zentimetern: Mehr erreicht ein neun Zentimeter großer Fleischpenis auch nicht, wenn er sich per Erektion um zwei Drittel – also sechs Zentimeter – verlängert.

Doppeldecker: *Der durchschnittliche Penis wächst durch eine Erektion um 7,5 Zentimeter – auf das Doppelte seiner Ruhelänge.*

Eine Frage der Herkunft

Recht überraschende Erkenntnisse brachte die Analyse von Edwards im Hinblick auf die Herkunft seiner Probanden. Zwar waren erwartungsgemäß Männer kaukasischer Abstammung (das sind alle weißhäutigen Männer, also auch alle Nord- und Mitteleuropäer) mit 8,8 Zentimetern schlaffem Penis schlechter ausgestattet als schwarze Männer mit 9,4 Zentimetern. Dafür lagen die Weißen jedoch mit 16,3 Zentimetern erigierter Penislänge vor den Schwarzen, die es im Durchschnitt nur auf 15,5 Zentimeter brachten. Dem folgten Männer hispanischer Abstammung mit knapp 15 Zentimetern Gesamtlänge, und das Schlusslicht bildeten die Ostasiaten (Chinesen, Japaner, Koreaner und Vietnamesen) mit 14 Zentimetern.

Klein, aber oho! *Ein Penis, der im schlaffen Zustand besonders klein scheint, entwickelt sich oft mächtig, wenn er ausgefahren wird. Es ist ein so genannter «Blutpenis». Umgekehrt gibt es Männer, deren Penis groß wirkt, wenn er schlaff ist, im voll erigierten Zustand sich aber kaum verlängert («Fleischpenis»).*

Eine Frage der Studie

Im internationalen Gesamtdurchschnitt kommt Richard Edwards auf 16,15 Zentimeter, das sind immerhin 3,3 Zentimeter mehr, als Hunter Wessels in seiner wissenschaftlichen Studie ermittelte.

Wie sind diese unterschiedlichen Ergebnisse zu erklären?

Edwards gibt zu bedenken, dass die Untersuchten der Wessels-Studie im Mittel immerhin schon 54 Jahre alt waren, die Edwards-Männer sind dagegen im Mittel knapp 30 Jahre alt. Außerdem waren die Wessels-Patienten allesamt Männer mit Potenzstörungen. Und das ist das Grundproblem aller bis heute vorliegenden Studien: Die Probanden suchen aufgrund eines Problems (Erektionsstörungen, Prostatabeschwerden, Unzufriedenheit mit Größe und Funktion des Penis) ärztliche Hilfe. Meist handelt es sich um ältere Patienten und um solche, die zumindest subjektiv einen kleinen Penis haben. Eine wissenschaftliche Studie an zufällig ausgewählten und «gesunden» Männern aller Altersklassen existiert bisher nicht.

Dick aufgetragen: *Trotz unbestechlicher Lineale wird die eigene Penislänge gelegentlich überschätzt.*

Doch auch Edwards' Umfrage liefert nicht die Messlatte schlechthin, denn seine Werte sind vermutlich ebenfalls verzerrt. Es handelt sich schließlich um eine zufällige und anonyme Befragung übers Internet, und wer macht dabei wohl mit? Die, die ein Problem mit den eigenen Abmessungen haben, vielleicht nicht unbedingt. Schon eher Männer, die mit ihrem besten Freund zufrieden sind und viel Spaß mit ihm haben. Darüber hinaus könnte trotz unbestechlicher Lineale die eigene Länge gelegentlich auch überschätzt werden. Und schon gar nicht handelt es sich bei den Untersuchten und Befragten um typische Deutsche. Auf diese sind alle verfügbaren Zahlen deshalb ohnehin nur bedingt anwendbar. Aber dennoch: Nach einer Gemeinschaftsstudie der Universität Essen und Pro Familia (Dezember 2000) ist der deutsche Durchschnittspenis 14,5 cm lang, Durchmesser 39,5mm; untersucht bei 111 Jugendlichen von 18 und 19 Jahren.

Anleitung: So nehmen Sie richtig Maß

Wenn Sie ein befriedigendes Resultat erhalten wollen, sorgen Sie zunächst für eine Erektion. Dann wählen Sie die Messmethode aus, die Ihnen am meisten zusagt.

Gutes Ergebnis: Setzen Sie ein Lineal oder ein Maßband unterhalb des erigierten Penis an, dort, wo er den Körper verlässt. Verfolgen Sie die Messstriche bis zur Spitze der Eichel.

Hervorragende Werte: Ganz Findige beginnen wie oben bis zur Eichelspitze und messen oben weiter zurück bis zum Schambein – Rekordergebnisse sind so garantiert.

Das richtige Maß: Weniger zum Angeben geeignet, aber wissenschaftlich korrekt ist die Methode, bei der Sie das Maßband über dem Schambein oberhalb des Penis – gewissermaßen an der Wurzel – anlegen. Von dort messen Sie bis zur Eichelspitze. (Auf dieser Messmethode basieren alle Werte, die in diesem Buch Verwendung finden.)

Die wirksame Länge: Sie messen wie oben, wobei der Messwert nicht der echten «funktionellen» Länge entspricht, denn beim Vaginalkontakt wird das weiche Bauchfettgewebe in Höhe des Schambeins bei Durchschnittsmännern rund anderthalb, bei schwergewichtigen Männern sogar mehrere Zentimeter weit zurückgedrückt, was den Penis de facto verlängert.

Formvollendete Erscheinung

Neben Länge, Umfang und Gewicht ist natürlich auch das Gesamterscheinungsbild wichtig. Als besonders formschön gilt der zylindrische Penis, dessen erigierter Umfang von der Eichel bis zum Ansatz ungefähr gleich groß ist. Laut Edwards' Analyse besitzen rund 32 Prozent der Männer ein solches Exemplar. Jeder Vierte trägt dagegen die Kegelform, bei der die Basis an der Peniswurzel dicker ist als die Partie unterhalb der Eichel. Sie erinnert an den Eiffelturm. Schließlich gibt es mit 36 Prozent die Hauptgruppe, bei der die Eichel dicker ist als der Schaft, ihr Penis weist eine Flakon- bzw. Schlegelform auf.

Geradlinige Erektion

Jeder zweite Mann verfügt laut Edwards' Analyse über einen geraden Penis, dagegen zeigen 28 Prozent nach links oder rechts, während 24 Prozent aller Penisse gebogen sind.

Ein tierischer Vergleich

Der menschliche Penis hat von allen lebenden Primaten das größte Ausmaß. Ihm fehlt aber, im Unterschied zum Glied vieler Säugetierarten, wie Hunde, Bären, Fledermäuse und niedere Affen, ein Stützknochen. Auch wenn dieser manchem Mann vielleicht willkommen wäre, so erklärt sein Fehlen jedoch nicht die Unsicherheit vieler Männer in der Einschätzung ihres besten Freundes. Echter Neid kann allerdings beim Vergleich mit anderen Tieren aufkommen: Die Schneckenart Ariolimax dolichophallus etwa fährt einen Penis von fünffacher Körperlänge aus, aber auch der erigierte Penis eines afrikanischen Elefanten nötigt mit einem knappen Viertel der Körperlänge noch Respekt ab.

Schnecken währen relativ am längsten			
	Körpergröße	Ø Penislänge (erig.)	Verhältnis
Schnecke	15 cm	75 cm	1:5
Ruderente	46 cm	42,5 cm	1:0,9
Blauwal	30 m	3 m	10:1
Elefant	7,5 m	1,5 – 1,8 m	4,2:1
Mensch	2 m	16,15 cm	12,4:1

Hoden: Je dicker, je doller

Große Hoden, große Liebhaber: *Männer mit großen Hoden ejakulieren häufiger und schicken bei jedem Verkehr mehr Spermien ins Rennen.*

14, 16, 20 – wer bietet mehr Zentimeter? Als ob die Penislänge irgendwie von Belang wäre: Es gibt einen drängenderen Grund, an der eigenen Vollkommenheit zu zweifeln: «Viel wichtiger als die Penislänge ist die Dicke der Hoden», behauptet Robin Baker, Buchautor («Krieg der Spermien») und britischer Biologe an der Universität von Manchester. «Männer mit großen Hoden ejakulieren häufiger und schicken bei jedem Verkehr mehr Spermien ins Rennen», hat der Biologe entdeckt. Und das scheint nicht ohne Wirkungen aufs Zwischenmenschliche zu bleiben: «Sie verbringen weniger Zeit mit der Partnerin, sind nicht so treu.» Bakers Erklärung: Wer mehr Spermien produziert, hat die besseren Karten, seine Gene weiterzugeben, und will diesen Vorteil immer und überall ausspielen. «Männer mit kleineren Hoden sind dagegen darauf programmiert, treu zu sein. Sie versuchen, ihre Partnerin zu beschützen, weil sie bei Konkurrenz mit anderen Männern aufgrund der geringeren Spermienzahl den Kürzeren ziehen würden.» Zu allem Unglück lässt sich die Hodengröße nicht steigern – alles Vererbung. Ein Trost für Männer mit Minimalausstattung: Kleinere Hoden haben das geringere Verletzungsrisiko.

Das Pflegeprogramm – waschen, trocknen, legen

Genitalhygiene ist ein Thema, das unter Männern nicht allzu viel Gesprächsstoff hergibt. Dabei haben auch der Penis und seine Mannschaft eine tägliche Pflege verdient.

Grundwaschgang

Ziehen Sie beim Duschen täglich die Vorhaut zurück, und spülen Sie die Eichel, Rillen, Falten und Furchen am besten mit klarem Wasser gründlich aus. So befreien Sie Ihr bestes Stück von käsigem Smegma, das im Ruf steht, bei Männern Peniskrebs und bei der Partnerin Gebärmutterhalskrebs verursachen zu können. Auch beschnittene Männer sollten sich regelmäßig gründlich reinigen.

Schaumkrone

Lebensretter Wasser: *Befreien Sie Ihr bestes Stück täglich vom Smegma – es soll Peniskrebs verursachen können.*

Wem Wasser allein nicht reicht, der sollte bei Seifen oder Duschgels wählerisch sein. Besonders geeignet für die tägliche Peniswäsche sind Seifen und Lotionen mit einem niedrigen pH-Wert (z. B. pH 5 Eucerin, Seba med, Ombia med). «Basische Seifen mit höheren pH-Werten können insbesondere an der empfindlichen Eichelhaut Irritationen auslösen», so der Münchner Urologe Professor Hartwig Bauer.

Gründlich rubbeln

Nach dem Waschen sollten möglichst alle faltigen Bereiche besonders gründlich abgetrocknet werden. Das macht es Pilzen schwerer, sich festzusetzen.

Schönheit kommt von innen

Das beste Pflegeprogramm ist Sex. Regelmäßiges Durchspülen mit Blut und Sauerstoff sorgt für ausreichend Testosteron, den Lebensstoff für männliche Geschlechtsorgane. Das sorgt für optimales Sperma, eine gesunde Prostata und eine gute Gesamtleistung des Teams. Ist Partner-Sex nicht möglich, sollte man von Hand für Schwung sorgen. Allerdings bietet sich nach dem Sex, wie auch nach anderen schweißtreibenden Aktivitäten, ein Sonderwaschgang an.

Kosmetische Reparaturen und Aufbaumaßnahmen für alle Fälle

«Das männliche Glied», schreibt Comic-Autor Walter Moers in «Schöner leben mit dem kleinen Arschloch», «gilt als der Mercedes unter den

Geschlechtsorganen.» Doch auch ein Prachtkerl ist störanfällig. Zum Glück gibt es für jedes Zipperlein die geeignete Therapie.

Schönheitsfehler und -korrekturen

Hier die häufigsten Schönheitsfehler des Penis und wie sie am besten behoben werden können.

Der «Diener»

Ist das Bändchen an der Penis-Unterseite zu kurz geraten, zwingt es bei der Erektion die Eichel in die Knie. Führt eine solch devote Haltung zu ästhetischen Mängeln oder Funktionseinbußen, kann sie ein Urologe dadurch beheben, dass er das Bändchen in örtlicher Betäubung durchtrennt.

Phimose: Die Vorhaut klemmt

Die Vorhaut lässt sich nicht über die Eichel zurückschieben, was die Penishygiene erschwert. Die Vorhautverengung führt zu Schmerzen am Penis, und weißliches Sekret (Smegma) sammelt sich zwischen Eichel und Vorhaut, was das Risiko für Peniskrebs erhöht. Die Phimose ist bei Diabetes-Patienten durch Entzündungen häufiger.

Nicht dehnen: Die Vorhaut mit sanfter Gewalt zu dehnen ist jedoch keine gute Idee: «Es bilden sich dann Narben, die es nur noch schlimmer machen», warnt Professor Peter Rathert, Chefarzt der Klinik für Urologie und Kinderurologie in Düren.

Salben helfen: «Entzündungshemmende Salben oder Cortison- sowie Testosteronsalben können die Vorhaut von der Eichel lösen und eine Weitung der Vorhaut bewirken», so Rathert. Hilft das nicht, wenden Sie sich an Ihren Urologen, um über andere Lockerungsmaßnahmen zu beraten.

Beschneidung: Dieser Eingriff sollte als letzte Lösungsmöglichkeit gelten – es sei denn, Sie wollen sich ohnehin von Ihrer Vorhaut trennen. Eine Beschneidung wird normalerweise unter örtlicher Betäubung und bei Ängstlichen in Vollnarkose durchgeführt.

Der «Spanische Kragen»

In diesem Fall ist die Vorhaut ebenfalls zu eng, lässt sich aber immerhin über die Eichel zurückschieben. Hier bleibt sie allerdings in der Eichelfurche wie ein Ring stecken. Die Eichel schwillt an und tut weh. Das Problem lässt sich lösen wie bei der Phimose.

Die Penisverkrümmung

Hart ist nicht immer gut. Bei der «Induratio penis plastica», wie es Mediziner nennen, ist der Penis verhärtet, krümmt sich im erigierten Zustand nach oben und schmerzt. Sex wird dadurch fast unmöglich. Ungefähr 40 Prozent aller betroffenen Männer haben obendrein Erektionsstörungen. Diese auch «Peyronie-Erkrankung» genannte Erscheinung kann angeboren sein. Sie entsteht aber auch durch Verletzungen, etwa nach einem Penisbruch. Rund 1,5 Prozent der Männer in Deutschland leiden unter dieser gutartigen Bindegewebswucherung, die meisten davon sind 60 Jahre oder älter. Eine chirurgische Korrektur sollte durchgeführt werden, wenn Sex unmöglich ist und Medikamente nicht helfen. Der Eingriff wird von den Kassen bezahlt.

Letzter Ausweg: *Die Beschneidung ist die letzte von vielen Möglichkeiten, es sei denn, Sie wollen Ihre Vorhaut ohnehin loswerden.*

Vorteil Wasserskalpell: Eine neuartige Operationsmethode per Wasserskalpell – vor kurzem von Professor Ralf Basting in der Urologischen Abteilung des Bayerischen Kreiskrankenhauses Alt-/Neuötting erstmals erprobt – verspricht im Gegensatz zu bisherigen Verfahren keine Penisverkürzung. In Ausnahmefällen ist sogar eine Verlängerung um bis zu 1,5 Zentimeter möglich.

Penisvergrößerung – ein Wachstumsmarkt

Trainer und Funktionäre schrecken vor nichts zurück, wenn sie sich bessere Einschaltquoten versprechen. Nicht immer ist damit jedoch dem Erfolg und der Mannschaft gedient. Worauf Sie achten sollten.

Darf's ein bisschen mehr sein?

Spätestens seit Viagra werden an Stammtischen, in Fitness-Studios und anderen Orten, wo man sich halt so rumtreibt, allerlei Tipps zur Aufrüstung des Penis diskutiert (ganz allgemein und theoretisch, versteht sich, selbst hat Mann das ja nicht nötig). Einige dieser Methoden sind zurzeit noch Zukunftsmusik, während andere mit hohen Risiken verbunden sind. Machen Sie sich selbst ein Bild, ob es trotz beträchtlicher Risiken auch bei Ihnen «ein bisschen mehr» sein muss.

Zukunft: Abwarten und auf die Gentechnik hoffen

Wachstumsphantasie: *Bald wird man per Gentechnik die Penislänge beeinflussen können.*

Wer vor blutigen und gefährlichen Operationen zurückschreckt, für den könnte es sich lohnen zu warten. Denn die Zukunft lässt hoffen: «Mittlerweile sind Muskelzellen und Gefäßzellen züchtbar. Es wird nicht mehr lange dauern, und man kann Muskel- und Gefäßzellen in den Schwellkörpern züchten und damit auf gentechnischem Weg Penisgröße und Penisdurchblutung variieren», berichtet der Frankfurter Penis-Experte Dr. Haydar Karatepe.

Ungefährlich: Weniger Bauch, mehr Penis

Kleiner Penis oder großer Bauch? *Bei einem üppigen Bauch muss der Penis schon mal fünf bis acht Zentimeter Fett über dem Schambein überwinden, bevor er sichtbar wird.*

Die ungefährlichste Methode, die Penisgröße zu beeinflussen, geschieht per Fettabbau. Denn oberhalb des Penis bilden sich mit dem Alter lästige Fettdepots – bei 80 untersuchten Patienten des US-Urologen Hunter Wessels war die Fettschicht am Schambein durchschnittlich 2,9 Zentimeter dick. So hat der Penis eine geringere Länge, sieht kleiner aus und wird zu allem Übel vom Fettpolster heruntergedrückt. Aus diesem Grund liegen Bodybuilder im Vergleich mit Couch-Potatoes beim Längenvergleich um einen Zentimeter vorn, wie die Internet-Umfrage des Kanadiers Richard Edwards ergab.

Zulegen durch Abnehmen: Gegen die Fettpolster hilft am besten eine Kombination von gezieltem Training per Penis-Workout (siehe Kasten) mit einer Diät bzw. dauerhaften Ernährungsumstellung. Denn schon, wenn das Körpergewicht um zehn Prozent sinkt, entfallen davon rund 30 Prozent auf das Bauchfett.

Bequemes Absaugen: Wem das alles zu mühsam ist, der kann sich natürlich auch einem kosmetischen Eingriff unterziehen: «Wenn Sie ein passiver Mensch sind, lassen Sie sich das Fett absaugen», sagt Professor Hans-Udo Eickenberg, Urologe am Franziskus-Hospital in Bielefeld.

So funktioniert das Penis-Workout

Legen Sie sich auf den Rücken, ziehen Sie die Knie an, und verschränken Sie die Arme über der Brust. Beugen Sie nun den Rumpf nach vorne, sodass die Schultern gerade den Boden verlassen. Dreimal täglich hilft es, das Fett im Schambereich loszuwerden und gleichzeitig diejenigen Unterbauchmuskeln zu stärken, die für die Erektion mitverantwortlich sind.

Schmerzlich: In die Länge gezogen

Das mittelalterliche Prinzip einer Streckbank machen sich so genannte Penis-Extender zu Nutze. Die Zugbelastung kommt je nach Modell auf unterschiedliche Weise an den Penis:

- **Zugzwang** Es wird eine Schlinge hinter der Eichel um den Penisschaft geschnürt und daran gezogen (so funktionieren die meisten Geräte). Vorteil: eine simple Konstruktion. Nachteil: starke mechanische Belastung in den Bereichen, an denen die Schlinge ansetzt. Es kann zu Durchblutungsstörungen und Gewebeschäden kommen.
- **Unter Druck** Diese Methode verzichtet auf direkte Zugwirkung, sie erzeugt einen Unterdruck. Der sorgt für verstärkte Durchblutung und ein Anschwellen des Penis, der kurzfristig länger wird. Vorteil: kaum Durchblutungsstörungen. Nachteil: aufwändige Geräte, die sich nicht nebenbei tragen lassen.
- **Glockenzug** Diese Methode kombiniert die Vorteile der beiden ersten. Dabei übt ein Glocken-Kondom die Zugwirkung auf den Penis aus, verteilt aber die mechanische Belastung auf eine große Gewebefläche. Einziger Nachteil: Im Test erwies sich das korrekte Anlegen als recht kompliziert.

Dr. Dieter Löchner-Ernst, Urologe am Unfallklinikum in Murnau, empfiehlt ein Modell, das auf Glockenzug beruht: **Phallosan** (http://www.phallosan.de/, ca. 200 Euro). «Das wirksamste Penisverlängerungsgerät, das mir bekannt ist. Nach drei Monaten ist mit messbarem Zuwachs zu rechnen.» Dies bestätigen auch klinische Erfahrungen mit querschnittsgelähmten Patienten: Bedingt durch das Sitzen und die Bewegungsunfähigkeit, neigt der Penis dazu, allmählich unter einer Fettschicht zu verschwinden. Mit Phallosan stoppten die Ärzte diesen Prozess. Im Schnitt wuchs der Penis während eines halben Jahres um zwei bis drei Zentimeter. Das Gerät muss täglich zwei bis 12 Stunden getragen werden. Die reine Freude ist auch dieses Gerät nicht: Die Men's Health-Testmänner klagen über eine komplizierte Anlegeprozedur und Nebenwirkungen von Durchblutungsstörungen bis Schwellungen.

Ähnlich funktioniert das US-Gerät **Megatrac** (erhältlich unter www.abody.com): Ein Latexkondom befestigt den Penis in einem Kunststoffzylinder, während ein Kolben mit Gewichten Zugwirkung ausübt. Dr. Gralf Popken, Chefurologe im Helios-Klinikum Berlin, hat mit Megatrac gute Erfahrungen bei seinen Patienten gesammelt. Mit knapp 400

US-Dollar ist es aber etwa doppelt so teuer wie Phallosan. Und es lässt sich nicht unter der Kleidung tragen. Alle Ergebnisse des Tests unter www.menshealth.de/penisabc.

Riskant: Tiefer legen – der chirurgische Weg

Wenn Ihnen das Anti-Fettpolster-Workout nicht genügt und der Extender Angst einflößt, bleibt ein blutiger Eingriff durch Chirurgenhand. «Penisaugmentation» nennt der Mediziner die Maßnahme. Bei der am häufigsten durchgeführten OP-Technik werden «versteckte Reserven» aus der Bauchhöhle freigelegt. In Vollnarkose wird dazu die Bauchhaut im Bereich der Peniswurzel Y-förmig eingeschnitten. Die Sehnen (medizinisch: Ligamenta suspensoria penis), die den Penis im Inneren des Bauchraums am Beckenknochen befestigen, werden durchtrennt. Nun werden die Schwellkörper um einige Zentimeter nach außen verlagert. Wie viel «Reserven» der einzelne Patient hat, zeigt sich aber erst auf dem OP-Tisch. Der Eingriff dauert ungefähr eine Stunde.

Mikroinvasiv: Mittlerweile können die Penisbänder auch in Schlüssellochtechnik durchtrennt werden. Damit werden Narben vermieden, die über die Schamhaargrenze hinausgehen können. Dieser mikroinvasive Eingriff wird in örtlicher Betäubung durchgeführt, im Idealfall kann der Patient schon kurz nach der Operation die Klinik wieder verlassen. Zurück bleibt dann nur eine kleine, etwa drei Zentimeter lange Narbe.

Doch bevor Sie, der Sie sich schon im Kinosessel krümmen, wenn der Held einen Schlag zwischen die Beine bekommt, das gute Stück bedenkenlos unters Messer legen, lesen Sie dies:

WARNUNG!

«In Deutschland haben sich Urologen geeinigt, für eine Penisverlängerung nicht mehr zu operieren», so der Bielefelder Urologe Professor Hans-Udo Eickenberg. «Danach ist nämlich der Erektionswinkel hin, und es lässt sich eine Erektion nur noch notdürftig halten. Der Penis kann weder gesteuert noch fixiert werden.»

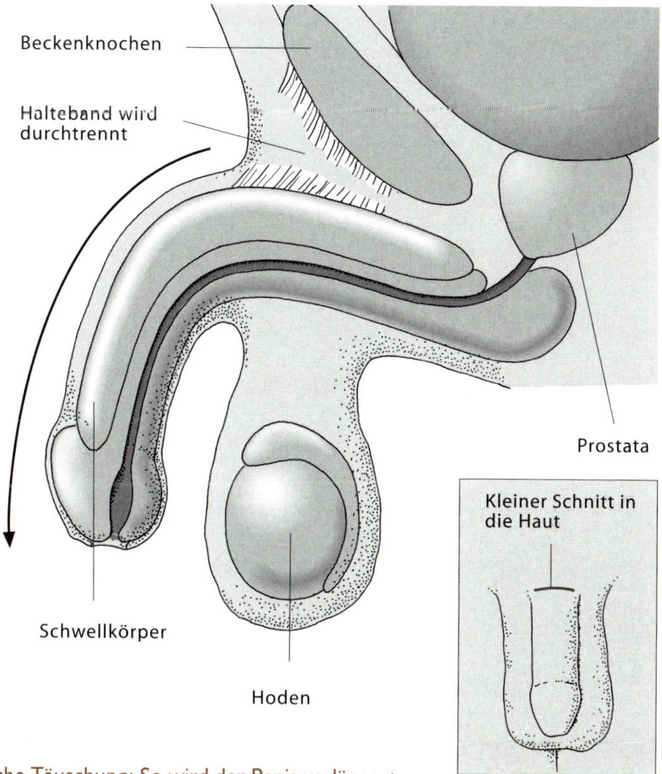

Abb. 3 > Optische Täuschung: So wird der Penis verlängert
Das beste Stück wird nicht wirklich länger als vorher, es ist hinterher nur mehr von ihm zu sehen: Bei dem etwa einstündigen Eingriff durchtrennt der Chirurg die Haltebänder, die den Penisschaft am Beckenknochen fest- und hochhalten: Der Penis wird tiefer gelegt und bis zu fünf Zentimeter weit aus der Bauchhöhle herausgezogen. Von außen betrachtet wirkt er nun also länger. Im erigierten Zustand bleiben vom Längenzuwachs allerdings nur rund zwei Zentimeter übrig.

Die sechs häufigsten Gefahren einer Penisverlängerung

Seriöse Studien über Erfolge oder Misserfolge der Operationen gibt es nur wenige. Laut dem Fachblatt «Medical Tribune» wurden in einer Untersuchung zwölf Männer befragt, die vor längerer Zeit ihren Penis operativ verlängern ließen. Ergebnis: Nur ein Mann war mit dem Resultat zufrieden, die anderen klagten über hässliche Narben oder Sensibilitätsstörungen. Die größten Risiken im Einzelnen:

Kleiner statt größer

Keine Wundheilung ohne Narbenbildung. Anlagebedingt können sich bei einigen Männern die Narben jedoch mehr oder weniger stark zusammenziehen und dabei Teile des Penis wieder ins Körperinnere zurückziehen. Der Penis kann dadurch sogar kürzer werden, als er vorher war. «Verunstaltete Penisse von zum Teil groteskem Aussehen können die Folge sein», berichtet Professor Friedhelm Schreiter, Urologe aus Hamburg.

Gefahr durch Infektionen

Jeder chirurgische Eingriff birgt ein gewisses Infektionsrisiko. Setzen sich Bakterien auf die Wunde, gilt höchste Alarmstufe. Denn nicht nur die Wundheilung selbst wird verzögert, die Abheilung der Infektion kann auch zu vermehrter Narbenbildung und Narbenschrumpfung führen. Endresultat: kleiner als vorher (s. o.).

Impotenz droht

Operation gelungen, Patient tot – im übertragenen Sinn kann dies auch bei einer Penisverlängerung passieren: Der Penis ist hinterher tatsächlich länger, eine Erektion ist aber leider nicht mehr möglich. «Ein Teil der Männer wird nach dem Eingriff impotent», berichtet der Hamburger Urologe Professor Hartmut Porst. Meist sind Nerven und Gefäße verletzt. So kann beispielsweise ein venöses Leck entstehen, durch das während einer Erektion verstärkt Blut abfließt. Irreparable Schäden drohen aber vor allem, wenn es während der Operation zu stärkeren Blutungen kommt. Wird dann ein Koagulationsgerät zur Blutstillung eingesetzt, sind Nervenschädigungen keine Seltenheit. «Im schlimmsten Fall wird der Penis dadurch völlig gefühllos», so Porst.

Erektion zeigt nach unten

Die Durchtrennung der Penisbänder nimmt dem Penis seine Stabilität. Sie bewirkt, dass der erigierte Penis nicht mehr wie üblich in 90-Grad-Stellung nach oben zeigt, sondern im 40-Grad-Winkel nach unten hängt. Dieser Effekt tritt ausnahmslos nach jeder Operation ein. «Da die meisten Operateure vor dem Eingriff darüber aber nicht informieren, sind viele Patienten nach der Operation verunsichert», berichtet Porst von Erfahrungen mit Patienten, die sich einer Penisverlängerung unterzogen haben.

Verkapselte Blutergüsse

Blutet es bei der Operation besonders stark, können sich auch große Hämatome im weichen Gewebe bilden. Wenn alles gut läuft, heilen sie nach einigen Wochen wieder ab. Manchmal kapseln sie sich aber ab und verursachen eine verstärkte Narbenbildung.

Auffällige Narben

Je nach Operationstechnik (z. B. Y- oder V-Plastik) verlaufen die Narben unterschiedlich. Sie liegen meistens im Schamhaarbereich. Bei Männern mit besonders starker Narbenbildung können aber selbst durchs Schamhaar gut sichtbare wulstige und rote «Schnittstellen» entstehen.

Penis-Puzzle: Für besonders harte Kerle

Es gibt auch ein Verlängerungsverfahren, bei dem der Penis komplett in vier Teile zerlegt und anschließend zwischen Eichel und Schwellkörper ein Stück Rippe eingebracht wird. Diese Technik des Urologen Professor Sava Perovic aus Belgrad ist jedoch noch kein Routineeingriff.

Mehr Umfang: Mann, wird der dick, Mann!

Die Fettverteilung: Zusätzlich wird bei einer Penisoperation auf Wunsch oft auch eigenes Körperfett (etwa aus dem ohnehin störenden Bauchbereich) unter die Haut des Penisschafts gespritzt, um eine Verdickung zu erzielen. Es wird eine dauerhafte Umfangszunahme von bis zu 2,7 Zentimetern versprochen.

Die Gefahr: Eine ungleichmäßige Fettverteilung kann jedoch das kosmetische Ergebnis schmälern, und ein Teil des Eigenfettes wird nach und nach vom Körper wieder resorbiert. Der anfängliche OP-Erfolg schrumpft später also zusehends. Und was nicht resorbiert wird, kann sich auch verhärten. Knotige Narben, Verkrümmungen und Verkürzungen des Penis können die Folge sein. Wen das dicke Ende dennoch reizt, sollte sich in jedem Fall für Eigenfett entscheiden, das erspart ihm immerhin Allergien, Abkapselungen und Granulom-Bildungen. Bei körperfremden Materialien wie Silikon oder gar Vaseline treten diese Nebenwirkungen dagegen häufig auf.

Die Hautverpflanzung: Als Alternative zur Eigenfettspritze bietet die kosmetische Chirurgie auch die Verpflanzung von Hautstreifen aus der Leiste oder vom Gesäß auf den Penis, um diesen zu verdicken. Dabei können die Hautstreifen an beiden Seiten angebracht werden, wenn Sie eine bessere Stimulation der Partnerin wünschen, oder an der Oberseite, wenn Ihnen das optische Ergebnis wichtiger ist.

Das Problem: Eine gleichmäßige Verteilung der Transplantate ist jedoch nicht möglich, und es besteht ein besonders hohes Infektionsrisiko. Weitere Nebeneffekte dieses Patchworks sind die großen sichtbaren Narben an der Entnahmestelle und am Penis. Und: Die Hautstreifen dehnen sich bei der Erektion nicht mit. Aber immerhin ist der «Erfolg», bei dem der Penis erigiert aussieht wie der Quasimodo unter den Penissen, von Dauer, denn die Hautstreifen werden nicht vom Körper abgebaut.

Einzige Ausnahme: der Mikropenis

Ausnahmeregelung: *Bei unter vier Zentimetern Penislänge stehen selbst Fachleute einer operativen Verlängerung nicht mehr ablehnend gegenüber.*

An all diejenigen, die es nicht wahrhaben wollen, noch einmal: Es kann auch etwas schief gehen bei einer Penisvergrößerung! Und selbst der erfahrenste Operateur und die deftigste Rechnung sind keine Garanten für hundertprozentigen Erfolg. «Eine Penisvergrößerung ist deshalb nur in ausgewählten Fällen zu empfehlen», sagt der Hamburger Urologe Professor Friedhelm Schreiter. Zum Beispiel dann, wenn ein echter «Mikropenis» diagnostiziert wird oder der Betroffene unter seinem Miniphallus psychisch extrem stark leidet. Der US-Urologe Hunter Wessels hat 1996 nach seiner Längenstudie dafür folgende Grenzwerte vorgeschlagen: Wessen Penis kleiner als vier Zentimeter im schlaffen und 7,5 Zentimeter im erigierten Zustand ist, dem sollte eine chirurgische Penisverlängerung nicht verwehrt werden.

Der Systemvergleich: Jeder Zentimeter zählt

Was die einzelnen Methoden zur Penisverlängerung an Zuwachs bringen und wie viel sie kosten.

Verfahren: *Klassische Operation*: Unter Vollnarkose wird während eines etwa einstündigen Eingriffs die Haut über der Peniswurzel V- oder Y-förmig eingeschnitten, die Suspensoriumsbänder durchtrennt und der Penis aus der Bauchhöhle herausgezogen.
max. Zuwachs: schlaff: 3–5 cm, erigiert: ca. 2 cm
Kosten: 2000 bis 12 000 Euro

> ***Kein Grund zur Eile:*** *Entscheiden Sie sich nicht gleich beim ersten Termin in der Klinik zur Penisverlängerung, sondern erbitten Sie sich einige Tage Bedenkzeit und Informationsmaterial.*

Verfahren: *Schlüssellochtechnik*: Unter lokaler Betäubung wird durch einen kleinen Einschnitt das Endoskop eingeführt, die Suspensoriumsbänder durchtrennt und der Penis aus der Bauchhöhle gezogen.
max. Zuwachs: schlaff: 3–5 cm, erigiert: ca. 2 cm
Kosten: 7000–8000 Euro

Verfahren: *Penis-Extender*: Der Streckapparat wird täglich bis zu 12 Stunden am Penis befestigt und bis zu sechs Monate getragen.
max. Zuwachs: schlaff: 3 cm, erigiert: ca. 1,5 cm
Kosten: 26–400 Euro

Verfahren: *OP plus Extender*: Nach der chirurgischen Verlängerung kommt der Penis-Extender zum Einsatz.
max. Zuwachs: schlaff: 6 cm, erigiert: 3 cm
Kosten: OP plus 26–400 Euro

Wie Sie den richtigen Penis-Chirurgen finden

Wer seinen Penis trotz aller Warnungen unbedingt unters Messer legen will, sollte bei der Auswahl des Operateurs größte Vorsicht walten lassen. Selbst wenn Klinikprospekte noch so professionell wirken, wird oft mehr aufs Geldverdienen geachtet als auf die optimale Versorgung der Patienten.

So stellen Sie die richtigen Fragen

- Fragen Sie Ihren Urologen, ob er einen bestimmten Arzt oder eine Klinik empfehlen kann.
- Holen Sie den Rat mehrerer Spezialisten ein, bevor Sie sich entscheiden.
- Bestehen Sie auf einem Beratungstermin (der kostet maximal 50 Euro, meistens ist er kostenlos).

- Nehmen Sie zu diesem Termin ruhig eine Vertrauensperson mit.
- Informieren Sie sich über den ausgewählten Arzt bei der zuständigen Landesärztekammer.
- Erscheint Ihnen der Preis unangemessen hoch, holen Sie Vergleichsangebote von anderen Kliniken ein.

Das sollten Sie vor Ort überprüfen

- Werden Sie freundlich empfangen?
- Machen Arzt und Personal einen Vertrauen erweckenden Eindruck?
- Machen Klinik, Arzt und Personal einen hygienisch einwandfreien Eindruck?
- Erklärt der Arzt Ihnen den Eingriff verständlich und ausführlich?
- Geht der Arzt auf Ihre Fragen ein?
- Nimmt der Arzt Ihre Ängste vor dem Eingriff ernst?
- Geht der Arzt auch auf Risiken, Nebenwirkungen und mögliche Komplikationen ein?
- Informiert er Sie über unterschiedliche Operationsmethoden mit den jeweiligen Vor- und Nachteilen?

Wenn Sie sich entschieden haben

- Lesen Sie das Informationsmaterial gründlich durch.
- Fragen Sie bei Unklarheiten unbedingt und jederzeit nach.
- Halten Sie einige Wochen nach dem Eingriff ein absolutes Sex-Verbot ein, um das Ergebnis nicht zu gefährden.
- Gehen Sie direkt danach nicht ins Solarium – Sonne begünstigt hässliche Narben.
- Halten Sie sich genau an die Anweisungen.
- Fragen Sie bei der Entlassung nach, ab wann Sex, Sport und Schwimmen wieder erlaubt sind.

Kontaktadressen finden Sie im Anhang.

Penis-Piercing – Kick oder Katastrophe?

Männer tragen keinen Schmuck? Die meisten wohl nicht. Doch ein Piercing am Penis, das ist etwas für hartgesottene Abenteurer. Der Stich durch den männlichen Stolz hat allerdings nicht nur prickelnde Folgen: Ist kein Profi am Werk, drohen Narben, chronische Infektionen und gefährliche Komplikationen. Worauf Sie achten müssen:

Schmuck als erotische Verstärkung

Nur für Stecher: *Piercing am Penis, das ist etwas für Hartgesottene auf der Suche nach neuen Abenteuern.*

«Prinz Albert» geht von vorn durch die Harnröhrenöffnung bis hinter die Eichel nach unten. «Ampallang» durchquert die Eichel und «Guiche» den Damm. Ab 100 Euro aufwärts bezahlt, wer dauerhaft ein Stück Intimschmuck aus Titan, Gold oder Platin durch ein Loch in Vorhaut, Eichel oder Hodensack tragen möchte. «Zu mir kommen oft ganz normale Leute, die nach fünfzehn Jahren Ehe einen neuen Kick brauchen», berichtet Det Brandmeyer, Spezialist für Genital-Piercing des Studios Körperkult in Bünde bei Bielefeld.

Riskante Verzierung

Doch solche Art der Abwechslung im Bett kann gefährlich werden. «Dieses Piercing ist zweifellos die gefährlichste Art der Selbstverstümmelung», warnt Dr. Hans Rudolph vom Präsidium der Deutschen Gesellschaft für Plastische und Wiederherstellungschirurgie. Eine zunehmende Zahl von Anfragen zwecks Entfernung der Schmuckstücke wegen erheblicher Folgeschäden wie chronischer Wundinfektionen, Narbenbildung und Nervenverletzungen erreichten den Experten in jüngerer Zeit.

Die Gefahren-Hits

Die Gefahr von Komplikationen nimmt in dieser Reihenfolge geringfügig ab: Piercings durch Eichel, Damm, die Hautfalte über der Peniswurzel (Pubic) sowie durch die Haut des Hodensacks. Entwickelt sich allerdings dort ein Abszess, kann es «bis zum Verlust des Hodens gehen», so Rudolph. Doch das mit Abstand gefährlichste Piercing, der Prinz Albert, geht durch die Harnröhre: «Fast suizidal» nennt Rudolph dieses Piercing und schätzt mögliche Folgekosten auf über 5000 Euro, sollte es zu Defekten der Harnröhre kommen. Kosten, die von den Krankenkassen in der Regel nicht übernommen werden. Und ob ein Chirurg die Schäden dabei ganz beseitigen kann, ist nicht garantiert.

In den Händen von Profis

«Wird das Piercing korrekt durchgeführt, ist das Risiko gering», beruhigt dagegen Genital-Piercer Brandmeyer. Seine Tipps: Hören Sie sich im Bekanntenkreis um, fragen Sie nach Empfehlungen. Begeben Sie sich in die Hände eines Profis. Denn: «Es gibt nichts Schlimmeres als ein schief sitzendes Piercing, es muss nicht nur medizinisch okay sein», sagt Brandmeyer. Schauen Sie sich das Studio genau an. Wird nicht steril gearbeitet, sind gefährliche Infektionen möglich. Verwenden Sie nur Schmuck aus geeignetem Material wie Titan, Gold oder Platin. Die falsche Wahl kann Infektionen und Allergien begünstigen. Fragen Sie vorher, wie die Nachbehandlung aussieht. «Rät man Ihnen bloß zum Ohrlochantiseptikum, sollten Sie das Studio fluchtartig verlassen», so Brandmeyer. Desinfizieren Sie täglich, tragen Sie eine Wund- und Heilsalbe auf. Entzündet sich das Piercing dennoch, müssen Sie schleunigst zum Arzt. Denn wer den Schmuck selbst entfernt, riskiert, dass die Infektion eingeschlossen wird und einen gefährlichen Abszess verursacht.

Beschneidung – Operation Vorhaut

Ist die Beschneidung das letzte Abenteuer für den Mann oder ein Klassiker unter den medizinischen Irrtümern?

Die Beschneidung, klinisch: Zirkumzision, hat eine lange Tradition. Schon im alten Ägypten wurde die männliche Vorhaut entfernt. In der jüdischen und moslemischen Religion ist der Eingriff noch heute ein fester Bestandteil des Glaubens. In den USA ist die Entfernung der Vorhaut erst seit 1870 gängige Praxis. Damals glaubte ein gewisser Dr. Lewis Sayre einen fünfjährigen Jungen mittels Beschneidung von einer Lähmung geheilt zu haben und predigte fortan landesweit mit missionarischem Eifer deren Vorzüge. Später wurde die Vorhautamputation mit der «Heilung» von Masturbationsgelüsten begründet. Der Anteil der Beschneidungen in Deutschland liegt maximal bei fünf Prozent, genaue Statistiken existieren nicht.

Schutz vor Krankheiten?

Quotenregelung: *In den USA sind knapp 85 Prozent aller Männer beschnitten, in Deutschland maximal fünf Prozent.*

Noch heute ist die Beschneidung von männlichen Babys in Nordamerika populär, bis zu 85 Prozent der US-Männer sind beschnitten. Der Eingriff wird meist mit besserer Hygiene und dem Schutz vor Infektionen begründet. Vermutlich zu Unrecht: Zwar können Talg, Urin und abgestoßene Hautzellen unter der Vorhaut zu einer übel riechenden, weißlichen Masse namens Smegma zusammenklumpen, die im Ruf steht, Penis- und Gebärmutterhalskrebs zu begünstigen. Um dem vorzubeugen, bedarf es jedoch keiner Entfernung der Vorhaut – gründliches Duschen reicht völlig aus. «Wer sich gründlich genug pflegt, braucht vor Smegma und den Risiken, die damit zusammenhängen können, keine Angst zu haben», erklärt Dr. Helmuth Schuster, Facharzt für Urologie in Hamburg. Auch das angeblich erhöhte Risiko für sexuell übertragbare Krankheiten bei Vorhaut-Trägern ist umstritten: So ergab zwar 1998 eine Studie, die im «Journal of the American Medical Association» veröffentlicht wurde, tatsächlich eine geringere Häufigkeit von Syphilis und HIV bei Beschnittenen. Dafür war bei ihnen die Zahl der Fälle von Herpes, Hepatitis und Chlamydien höher. Insgesamt ergab sich «kein Beweis für eine vorbeugende Rolle der Beschneidung», so die Forscher.

Mehr Spaß am Sex?

Prickelnd: *Die Vorhaut ist eine wichtige erogene Zone des Mannes: Immerhin etwa 80 Meter Nerven und rund 1000 Nervenenden stecken in den gut 75 Quadratzentimetern Vorhaut eines erwachsenen Mannes.*

Männer, die sich freiwillig beschneiden lassen wollen, haben die unterschiedlichsten Motive: Die einen versprechen sich einen neuen sexuellen Kick, weil die Eichel plötzlich ungeschützt zugänglich ist. Andere setzen genau auf den gegenteiligen Effekt: Da man mit der Zeit automatisch unempfindlicher gegen Reizungen der Eichel wird, kann das beim Sex durchaus die Folge haben, dass man länger braucht, um zum Orgasmus zu kommen. «Ein Großteil meiner Patienten gibt allerdings an, keinen Unterschied zu verspüren», berichtet der Urologe Dr. Theodor Klotz von der Uniklinik Köln.

In jedem Fall sind Beschnittene oft die wagemutigeren Liebhaber, berichtet der US-Sexforscher Dr. Edward Lauman von der Universität Chicago. Er leitete eine Studie mit 1400 Männern, die ergab, dass 61 Prozent der nicht Beschnittenen Erfahrungen mit Oralsex hatten, während die Träger freier Eicheln immerhin zu 81 Prozent auf den Geschmack gekommen waren. Sie übten auch eine größere Zahl sexueller Praktiken aus. Dadurch, so erklärt Lauman, verschaffen sie sich neue Stimulationen und kompensieren den Nachteil, dass ein beschnittener Penis weniger sensibel reagiert.

Reibungsverluste: *Bei 90 bis 95 Prozent der beschnittenen Männer klappt das Onanieren problemlos. Die anderen brauchen manchmal Gleitgel.*

Nicht nur Vorteile: Doch wenn sich ein Erwachsener sexuelle Vorteile von einer Beschneidung verspricht, sollte «er sich vor diesem Schritt gründlich informieren. Nur unseriöse Zeitgenossen vermitteln den Eindruck, dass eine Beschneidung keinerlei Risiken birgt und ausschließlich sensationelle Vorteile bringt», warnt Frank Tschuschke aus Langenfeld, deutscher Vertreter der US-Anti-Beschneidungsorganisation Nocirc (National Organisation of Circumcision Resource Center). Denn die Vorhaut ist eine wichtige erogene Zone des Mannes: Immerhin etwa 80 Meter Nerven und rund 1000 Nervenenden stecken in den gut 75 Quadratzentimetern Vorhaut eines erwachsenen Mannes.

So oder so: Nach einer Vorhautentfernung ist Sex nie wieder so, wie er war. Auch das Onanieren geht bei einigen nicht immer so wie früher. «Bei 90 bis 95 Prozent der beschnittenen Männer klappt es problemlos», berichtet Professor Porst. «Die anderen brauchen manchmal Gleitgel.»

Eine warme, weiche Hülle

Die Vorhaut ist – ähnlich wie das Augenlid – ein zweilagiges Organ, welches sich um die Öffnung des Penis, den Ausgang der Harnröhre, legt. Aufgabe der Vorhaut ist es, die Eichel vor Reibung und Infektionen zu schützen. Ihre Oberfläche von rund 75 Quadratzentimetern stellt gut ein Drittel der gesamten Penishaut dar. Auf der Innenseite besteht die Vorhaut aus einer weichen Schleimhaut, die antivirale und antibakterielle Substanzen, das so genannte Smegma, absondert, um der Eichel weiteren Schutz zu bieten. Weil die Eichel von dieser feuchten Hülle umgeben ist, behält sie ihre Empfindlichkeit. Beim Sex gleitet die Vorhaut über die Eichel und den Penisschaft und sorgt für Gleitfähigkeit und Stimulation.

Wer von einer Beschneidung profitiert

Wenn bei Männern die Vorhaut zu eng ist (medizinisch: Phimose, siehe Seite 22), ist eine Beschneidung durchaus zu erwägen. Und vor allem Diabetiker neigen zu häufigen Entzündungen an Vorhaut und Eichel. Bei anderen Männern schrumpft die Vorhaut, man spricht von einem Lichen sclerosus. Oft macht sich das Problem nur bei einer Erektion bemerkbar: «Es gibt sehr viele Männer, die eine so genannte relative Vorhautenge haben», so Dr. Schuster. «Wenn der Penis nicht steif ist, kann man die Vorhaut zurückziehen. Bei einer Erektion lässt sie sich jedoch nur noch mit großen Schwierigkeiten und Schmerzen bewegen.» Ein Prozess, der sich selbst verstärkt: Wird die Vorhaut mit Gewalt zurückgezogen oder beim Sex überdehnt, können sich auf der Innenseite Risse bilden. Bei der Heilung entstehen Narben, die das Gewebe weiter zusammenziehen – die Vorhaut wird immer enger. «Bei beiden Problemen verhindert eine Beschneidung oft gefährliche Folgen», sagt Professor Hartmut Porst, Urologe aus Hamburg. Doch obwohl Beschneidungen zu den Routinebehandlungen vieler Urologen gehören, sind sie für den deutschen Mann keine Alltäglichkeit. Die meisten «hängen an ihrer Vorhaut», so Porst, selbst wenn medizinische Gründe vorliegen.

Ohne Narkose: Unnötige Qual für Mini-Männer?

Auf eine Narkose während der Säuglingsbeschneidung wurde in den USA aus «pädagogischen» Gründen lange Zeit verzichtet.
Heute zeigen immer mehr Studien, dass die kleinen Patienten beim Eingriff starke Schmerzen erleiden. Oft sind die Schmerzen so stark, dass die Neugeborenen in einer Art Schock plötzlich ruhig werden und aufhören, sich zu wehren. Erst seit wenigen Jahren wird der Einsatz von Schmerzmitteln von Fachleuten überhaupt genauer erforscht, gefordert und durchgeführt. Die Zurückhaltung wurde und wird auch mit den Gefahren begründet, die potente Schmerzmittel für ein Eintags-Neugeborenes bedeuten können. Doch mittlerweile liegen Studien vor, wonach eine einfache Zuckerlösung – per Saugflasche verabreicht – allen pharmakologischen Betäubungsverfahren (Salben, Spritzen, Vollnarkose) sogar überlegen ist. Ein garantiert ungefährliches süßes Fläschchen könnte die Mini-Männer also davor bewahren, schon am ersten Tag außerhalb des Mutterleibs den ersten großen Schmerz ihres Lebens zu erfahren. «Ohne Betäubung tut der Eingriff unheimlich weh. Und selbst eine Vollnarkose stellt heute kein nennenswertes Risiko für Kleinkinder mehr dar», entgegnet Dr. Margit Fisch vom Arbeitskreis Kinderurologie.

Bei Babys bis zum dritten Lebensjahr warten

Bei Säuglingen sind Unregelmäßigkeiten an der Vorhaut dagegen kein Grund zur Sorge. Laut einer japanischen Studie kommen zwar «bis zu 90 Prozent aller Neugeborenen mit einer Phimose zur Welt», sagt Dr. Margit Fisch vom Arbeitskreis Kinderurologie. Allerdings weitet sich die Vorhaut meistens von allein, so die Urologin an der Uniklinik Mainz: «Deshalb rate ich dazu, eine Beschneidung nicht vor dem dritten Lebensjahr durchzuführen.»

Gut abgeschnitten?

Noch heute verliert in den USA alle 30 Sekunden ein männliches Baby seine Vorhaut. Die Beschneidung ist die am häufigsten durchgeführte Operation in den Vereinigten Staaten.

Es gibt unblutige Alternativen

Eine Beschneidung ist jedoch nicht die einzige Lösung, wenn die Vorhaut klemmt: «In sehr vielen Fällen erreicht man mit entzündungshemmenden Salben oder Kortison- sowie Testosteronsalben die Lösung der Vorhaut von der Eichel und auch eine Weitung der Vorhaut», sagt Professor Peter Rathert, Chefarzt der Klinik für Urologie und Kinderurologie in Aachen, «dann ist eine Beschneidung natürlich überflüssig.» Problematisch ist der Einsatz von Testosteronsalben jedoch bei heranwachsenden Jugendlichen, «denn Testosteron schließt das Knochenwachstum ab. Folge davon wäre eine zu geringe Körper-Endgröße», warnt der Frankfurter Sexualmediziner Dr. Haydar Karatepe und empfiehlt in diesen Fällen, auf andere Mittel auszuweichen.

Wie eine Beschneidung abläuft

Der folgenschwere Schnitt wird in verschiedenen Techniken durchgeführt: Wird bei einer Knabenbeschneidung die Vorhaut in die Länge gezogen und oberhalb der Eichel abgetrennt, hat sich bei erwachsenen Patienten die plastische Vorhautentfernung als medizinischer Standard durchgesetzt. Die Vorhaut wird dazu zurückgezogen und an der bisherigen Kante ringförmig aufgetrennt. Nach einem zweiten Schnitt unterhalb der Eichelfurche wird der entstehende Hautstreifen entfernt. Anschließend werden die beiden Ränder miteinander vernäht. Der ehemalige Rand der Vorhaut, der sich vor der Eichel befand, liegt nun direkt unter ihr, die Naht bleibt unsichtbar. Deshalb ist diese plastische Zirkumzision dem gängigen Verfahren der Beschneidung von Säuglingen auch deutlich überlegen: Dabei wird die Vorhaut einfach in die Länge gezogen und oberhalb der Eichel abgeschnitten. Wird jedoch zu viel Haut entfernt, liegt die ehemalige Innenseite der Vorhaut außen und ist etwas heller und zarter als die Haut am Penisschaft. Mitunter wird dabei sogar so viel Vorhaut entfernt, dass der verbleibende Rest bei einer Erektion nicht mehr vom Penisschaft über die Eichel geschoben werden kann.

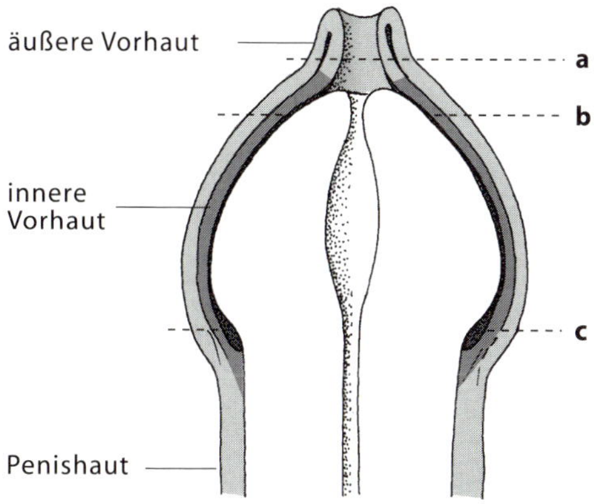

Abb. 4 > Sensibler Schnitt: Wie die Vorhaut entfernt wird
Die Oberfläche der äußeren und inneren Vorhaut eines erwachsenen Mannes entspricht etwa der Fläche einer normalen Spielkarte.
Bei der Knabenbeschneidung (a) wird die äußere Vorhaut entfernt, während die sensiblere Innenseite der Vorhaut erhalten bleibt. Bei der plastischen Zirkumzision (b) werden auch Teile der innen liegenden Vorhaut entfernt. Die Eichel bleibt teilweise bedeckt. In einigen Fällen kommt es zur vollständigen Vorhautentfernung (c). Immer wird das durchtrennte Bändchen unter der Eichel wiederhergestellt, die Sensibilität an der Penisunterseite bleibt so erhalten.

Was nach der Operation passiert

Am seidenen Faden: *Zum Nähen wird selbst auflösender Faden verwendet, sodass das Fädenziehen entfällt.*

Kein Vergnügen sind vor allem die ersten zwei Wochen nach dem Eingriff. Zum Nähen wird zwar selbst auflösender Faden verwendet, sodass das Fädenziehen entfällt. Weil die Wunde jedoch in den ersten Tagen sehr schmerzempfindlich ist, ist eine Erektion unerwünscht. Am einfachsten zu vermeiden ist die morgendliche Wasserlatte: Man stellt einen Wecker auf vier Uhr, leert die Harnblase zwischendurch und verhindert so ein schmerzhaftes Erwachen. Das Ergebnis der Operation ist jedoch nicht in Gefahr: «Ist die Naht sauber ausgeführt worden und der Penis gut gewickelt, stellt eine unwillkürliche Erektion kein Problem dar», sagt der Hamburger Urologe Professor Hartmut Porst. Und im Notfall kann der Arzt sogar erektionsunterdrückende Mittel einsetzen. Allerdings kommt es in rund fünf Prozent aller Fälle zum Nachbluten. «Eventuell muss dann erneut genäht werden», erklärt Porst.

Das größte Problem ist die bis zu zwei Monate anhaltende Überempfindlichkeit der Eichel. Wenige Tage nach der Operation wird der Verband entfernt, und betroffene Patienten würden sofort den Weichspüler erfinden, wenn es ihn noch nicht gäbe: Die Haut auf der Eichel wird nur langsam dicker und unempfindlicher gegen schmerzhafte Reize rauer Baumwollunterhosen.

Was kostet der «Spaß»?

Nur wenn der etwa halbstündige Eingriff (der in örtlicher Betäubung durchgeführt werden kann) medizinisch notwendig ist, wird er von der Krankenkasse übernommen. Andernfalls werden zwischen 75 und 500 Euro fällig. Preisvergleiche können sich also lohnen, doch klar ist: Wenn Sie hier sparen, dann buchstäblich am falschen Ende. Auf jeden Fall sollte es sich um einen Mediziner Ihres Vertrauens handeln. Und auch wenn Sie sich bereits dafür entschieden haben, sollten Sie vorher mit Ihrem Urologen ein ausführliches Gespräch führen.

Kontaktadressen finden Sie im Anhang.

Hilfe, ich will meine Vorhaut wiederhaben!

Die Einwilligung zur Beschneidung will in jedem Fall reiflich überlegt sein, denn eine operative Wiederherstellung der Vorhaut ist nicht möglich. Haben Sie Ihre Entscheidung längst bereut oder sind unzufrieden, weil Sie schon als Säugling oder im Knabenalter beschnitten wurden, ohne gefragt zu werden, hilft nur ein äußerst langwieriger Dehnungsprozess: «Die Haut am Penisschaft ist beweglich», erklärt Frank Tschuschke aus Langenfeld das Verfahren, «man beginnt mit der Wiederherstellung, indem man die Schafthaut bzw. Restvorhaut in Richtung Eichel zieht und mit Pflastern fixiert.» Später kommen Plastikringe, Kappen und sogar Gewichte hinzu. Bis zur vollständigen Bedeckung der Vorhaut können «Wochen, Monate oder auch Jahre vergehen, je nach Grad der Beschneidung», so Tschuschke, der auch die deutsche Abteilung von «Norm» (National Organisation of Restoring Men) vertritt. Triebkraft für dieses selbst erwählte Martyrium ist vielfach die Hoffnung auf eine wiederhergestellte sexuelle Reizbarkeit. Die 1000 Nervenenden der natürlichen Vorhaut sind zwar für immer verloren. Aber durch die gedehnte Ersatzhülle um die Eichel wird diese wieder empfänglicher für äußere Reize. Sex kann also plötzlich wieder mehr Spaß machen.

Sollte die Dehnungsmethode scheitern, bleibt als letzter Ausweg die plastische Chirurgie, wobei ein Vorhautersatz angenäht wird.

Der *Penis* im Einsatz

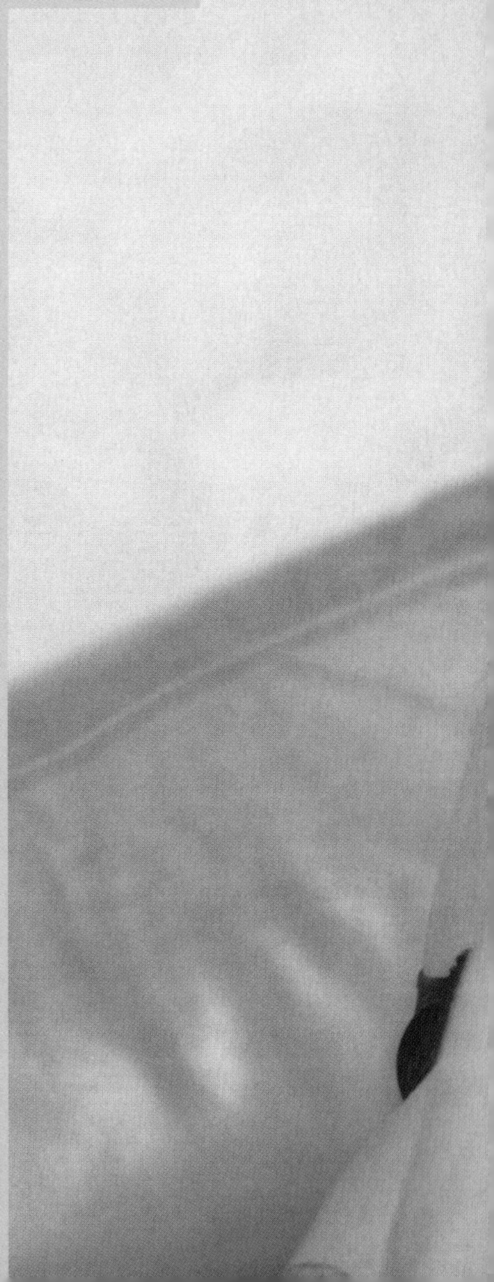

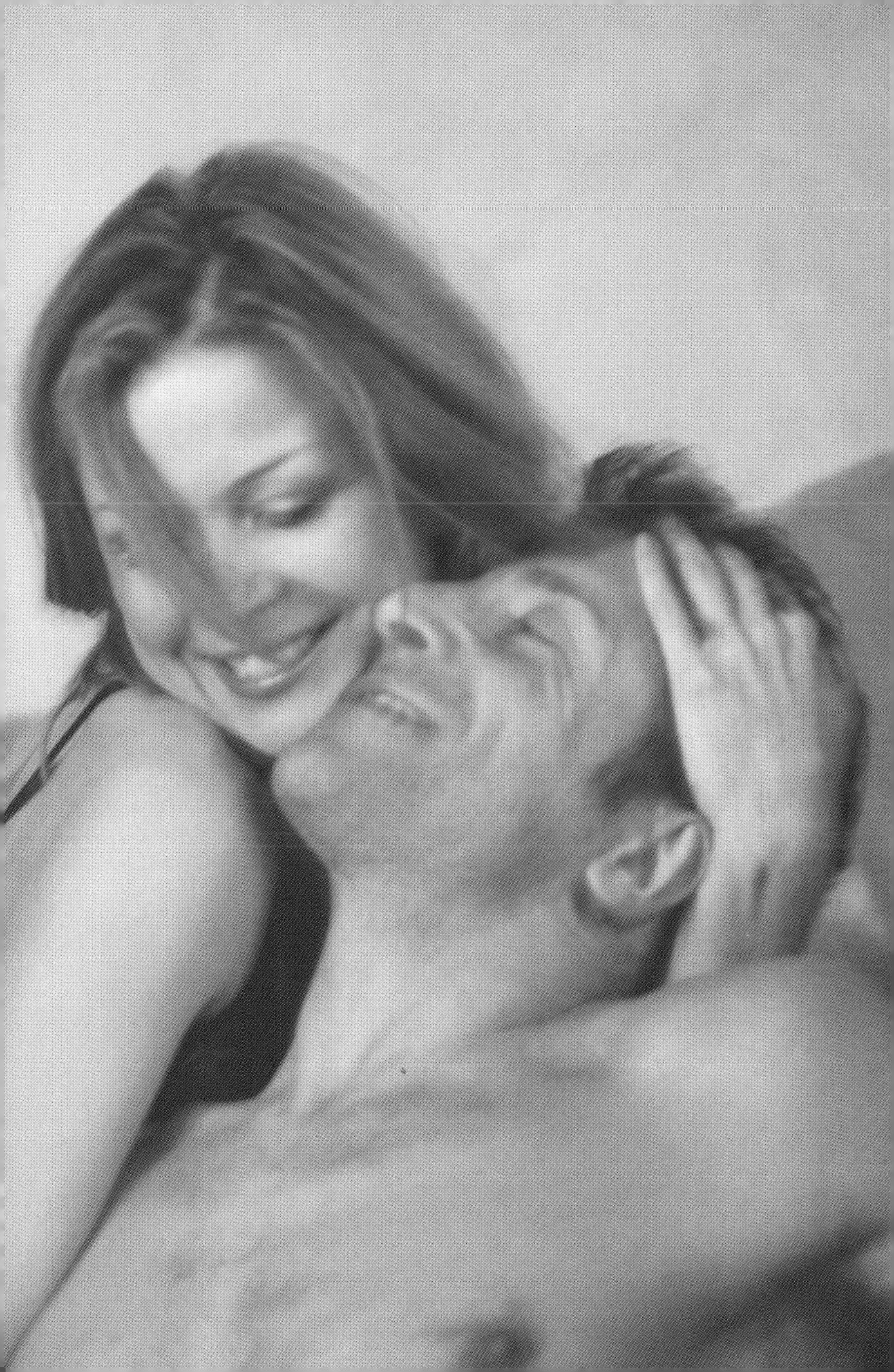

Wie oft muss ein Mann eigentlich können?

Der Durchschnittseuropäer hat in seinem Leben (73 Jahre) etwa fünf Monate Sex und verbringt ungefähr neun Monate auf der Toilette. Und: «… Sexualreport zufolge kommt ein Durchschnittspaar im Lauf des Lebens auf 4450 Liebesakte. Der Geschlechtsverkehr dauert im Schnitt sechs Minuten; das ergibt also insgesamt 450 Liebesstunden, in denen die Vagina 1 335 000 mal penetriert wird. Geht man von 15 Zentimetern (erigierter) Penislänge aus, erlebt eine Frau während ihres Liebeslebens insgesamt ‹200 Kilometer Penis›: Das entspricht der sechsfachen Länge des Ärmelkanal-Tunnels», berichtete das «PM-Magazin» (9/1996).

Die Erektion

Auch die Richtung, in die ein erigierter Penis zeigt, ist ausschlaggebend für seinen Erfolg – besonders bei den weiblichen Fans.

Sexdaten

Zeit fürs Vorspiel		Zahl der Einsätze pro Jahr		
UK	22,5 Minuten	Frankreich	137	(= drei pro Woche)
Deutschland	22,2 Minuten	USA	111	(= drei pro Woche)
Frankreich	19,2 Minuten	Italien	108	(= zwei pro Woche)
Thailand	11,5 Minuten	Deutschland	98	(= zwei pro Woche)
		Japan	46	(= einer pro Woche)
		Weltweit	103	(= zwei pro Woche)

Die Häufigkeit sexueller Aktivität hängt vom Lebensalter ab
20 bis 29 Jahre: vier bis fünf pro Woche
30 bis 39 Jahre: zwei bis vier pro Woche
40 bis 49 Jahre: ein bis zwei pro Woche
50 bis 59 Jahre: null bis ein pro Woche
60 Jahre und darüber: ein bis zwei pro Monat

(Quelle: «Durex Global Sex Survey», 1998, 2004)

Was passiert bei der Erektion?

Bei sexueller Erregung erschlaffen die glatten Muskelzellen in den Schwellkörpern. Das ermöglicht es den Penis-Arterien, sich auszudehnen und mit Blut zu füllen. Der Penis gewinnt an Größe. Die Schwellkörper-Venen werden durch die Ausweitung der Schwellkörper zusammengedrückt. So wird verhindert, dass das Blut zurück in den Körper läuft, und es entsteht eine Erektion.

Der Erektionswinkel – ein richtungweisendes Signal

Jungbrunnen: Viele Männer verbinden mit einem hoch aufstrebenden Penis die Manneskraft aus ihrer Jugendzeit.

Wissenschaftler haben ermittelt, dass der erigierte Durchschnittspenis zwischen fünf und 30 Grad über der Horizontale steht. In seltenen Fällen zeigt er sogar senkrecht zum Bauchnabel (andere sagen: zum Himmel). Wozu das wichtig ist? Nun ja, je höher der Penis nach oben weist, desto eher kommt er beim Einsatz an den G-Punkt der Partnerin heran.

Außerdem geht von einem keck aufgerichteten Himmelsstürmer die Faszination aus, der Besitzer sei jung, fit und besonders leistungsfähig. In der Jugend, ja, da ist der Penis noch aufrecht und stark. Und deshalb verbinden viele Männer mit einem aufstrebenden Penis die Manneskraft aus ihren Jugendzeiten. Denn mit zunehmendem Alter geht auch der Winkel buchstäblich in die Knie: Während Männer um die 30 Jahre noch 20 Grad Steigung erzeugen können, bringen 40- bis 50-Jährige ihren erigierten Penis meist gerade noch in die Horizontale. Die durchschnittliche Erektion eines 70-Jährigen weist dagegen schon ein Gefälle von 25 Grad auf.

Höher, weiter, härter: Das können Sie sich verkneifen!

So vergrößern Sie den Erektionswinkel.

«Die Arschbacken zusammenkneifen, bis das Fünf-Mark-Stück eine Prägung bekommt!», heißt es beim Bund. Das erhöht nicht nur die Wehrkraft, es ist gleichzeitig die beste Übung, um Erektionshärte und -winkel zu verbessern. Kräftigen Sie Ihre Beckenbodenmuskeln, indem Sie morgens, mittags und abends die Pobacken jeweils zehnmal kurz zusammenkneifen und sie dann wieder entspannen. Steigern Sie die Zahl der Kontraktionen kontinuierlich, bis Sie auf 70 bis 100 täglich kommen.

Perfekte Lagerung – und es geht immer nur aufwärts

Da es zwischen Aufbewahrung und Form des Penis klare Zusammenhänge gibt, sollte die Unterbringung in den Ruhe- und Erholungsphasen nicht allzu leichtfertig erfolgen.

Etwa 52 Prozent der Männer machen's richtig: Sie tragen ihr bestes Stück nach oben zeigend. 16 Prozent der Männer tragen ihn seitlich. Dagegen begeht jeder Dritte den möglicherweise fatalen Fehler, den Penis nach unten ins Hosenbein wegzudrücken. Die Folge: In zwei von drei Fällen zeigt früher oder später auch die Erektion nach unten.

Die Erklärung: Der Winkel, den der erigierte Penis beschreibt, hängt ganz erheblich vom Zustand der «Suspensoriumsbänder» ab, den beiden Bändern, die den Penis am Schambein festhalten. Mit steigendem Alter und unsachgemäßer Behandlung verlieren sie ihre Spannkraft, und der Penis hängt durch, weil er nicht mehr nach oben gezogen werden kann. Es empfiehlt sich daher, den ruhenden Penis in Richtung Bauchnabel zu tragen, damit die nächste (vor allem spontane) Erektion die Bänder nicht überstrapaziert.

Übrigens: Eingefleischte Linksträger werden bei sich einen Linksdrall beobachten können, Rechtsträger dagegen eher einen Hang nach rechts.

So bleiben Sie lebenslang zum Einsatz bereit

Penis und Hoden benötigen die bestmögliche Versorgung und Betreuung. Nur dann ist dauerhafter Erfolg garantiert.

Für eine stolze, standhafte Erektion braucht der Penis ungleich mehr Blut als auf der Ersatzbank. Werden die vielen kleinen Zufuhrkanäle verengt oder beschädigt, sieht der Penis bald zunehmend blass und blutleer aus. Wer aber seine Adern gewissenhaft wartet, bei dem bleibt auch der Penis bis ins hohe Alter gut in Schuss. Die einfache Schutzformel für die Potenz ist ein Dreiklang: ausreichende Blutversorgung, moderates Training und ein auf Sex eingestimmter Kopf. Also: Bahn frei für Stehvermögen und ein langes, aufrechtes Miteinander.

Besser essen – putzen Sie Ihre Arterien

Alle Nahrungsmittel, in denen die Vitamine A, C und E sowie Selen stecken, sind echtes Sex-Food für Männer. Denn diese so genannten Antioxidantien sind die reinste Gefäß-Putzkolonne. Sie setzen aggressive

Gelobt sei, was hart macht? Von wegen! Meiden Sie gehärtete Fette – sonst machen sie die Penis-Arterien dicht.

freie Radikale außer Gefecht, die an der Arterienverengung maßgeblich beteiligt sind. Essen Sie so viel wie möglich frisches Obst und Gemüse, Vollkornprodukte, Hülsenfrüchte und fetten Fisch wie Lachs. Auch die Ballaststoffe aus Obst und Gemüse sind wertvoll, genauso wie die ungesättigten Omega-3-Fettsäuren aus Fisch senken sie den gefährlichen LDL-Spiegel und erhöhen das gefäßschützende HDL-Cholesterin.

Weniger Fritten: Meiden Sie dagegen vor allem Trans-Fettsäuren, die in der Zutatenliste von Fertiggerichten, Backwaren, Margarine, Pommes oder Nuss-Nougat-Cremes als «z. T. gehärtet» firmieren. Das Einzige, was sie härten, ist der Belag in Ihren Herz- und Penis-Arterien.

Achtung Raucherpenis – werden Sie nicht schwach

Rauchertief: Drei von vier Männern, die an den klinischen Studien für Viagra teilnahmen, waren Raucher.

Stellen Sie das Rauchen ein, damit Ihre Penis-Arterien ausreichend Blut in den Penis lassen. Nikotin verengt die Blutgefäße im Penis nach demselben Mechanismus wie beim Raucherbein und verdoppelt das Risiko, impotent zu werden. Männer, die bereits als Teenager und Twens rauchten, haben ein um 50 Prozent erhöhtes Risiko, schon mit 30 oder 40 Erektionsstörungen zu bekommen. Laut Berichten des Viagra-Herstellers Pfizer waren drei von vier Männern, die an den klinischen Studien für Viagra beteiligt waren, Raucher. Darüber hinaus haben etliche Studien seit 1989 ergeben, dass es sich bei 39 bis 82 Prozent der Männer, deren Impotenz durch verengte Penis-Arterien bedingt war, um Raucher gehandelt hatte.

Wer unter Druck steht, hängt schneller durch

Chronisch erhöhter Blutdruck fördert ebenfalls Engpässe bei der Versorgung des Penis mit Blut. Lassen Sie Ihren Blutdruck nicht über 140/90 steigen. «Wer Übergewicht abbaut, seinen Salzkonsum reduziert und mäßig, aber regelmäßig Sport treibt, der tut schon viel für die Drucksenkung», so Professor Schwandt. Ist dem Blutdruck so nicht beizukommen, kann es an einer überaktiven Schilddrüse, den Nebennieren oder den Nierengefäßen liegen. Lassen Sie diese Organe und Gefäße untersuchen.

Vorsicht vor Diabetes – Arterien und Nerven bedroht

Als Folge eines langjährig hohen Zuckerspiegels im Blut sind Gefäßschäden an Augen, Nieren, Beinen und am Herzen bekannt. Aber auch vor den Arterien des Penis macht die Krankheit nicht Halt. «Im Laufe seines Lebens wird jeder zweite zuckerkranke Mann impotent», berichtet der Hamburger Urologe Professor Hartmut Porst. Zu den Gefäßschäden kommen auch noch Nervenprobleme.

Ursachen meiden: Senken Sie Ihr persönliches Risiko für Diabetes mellitus, indem Sie Übergewicht verhindern und exzessiven Alkoholkonsum einschränken.

Mehr Sport: Wer moderat trainiert, profitiert maximal. Bei Diabetes-Patienten kann schon mäßige sportliche Betätigung wie Joggen, Rad- und Skifahren, aber auch körperliche Aktivität im Beruf oder Haushalt die Insulinempfindlichkeit erhöhen.

Fisch satt: Andere Untersuchungen zeigen, dass bereits täglich 30 Gramm Fisch (vermutlich wegen seines Gehalts an Omega-3-Fettsäuren) die Glukoseregulation im Blut positiv beeinflussen und Diabetes sogar verhindern können.

Gemüse und Gewürze: Auch Zwiebeln – gekocht oder roh – Broccoli (wegen seines Chromgehaltes), Curry, Zimt und Hülsenfrüchte (z. B. Linsen oder Bohnen wegen ihrer Ballaststoffe) können Diabetes hinauszögern.

Kontrolle ist gut: Besteht die Zuckerkrankheit bereits, sollte der Zuckerspiegel regelmäßig kontrolliert und vom Arzt (z. B. Internist) richtig eingestellt werden.

Auf harten Sätteln radeln – nichts für Weicheier

Immer mehr Studien warnen Radfahrer vor den zermürbenden Folgen des dauerhaften Sattelkontakts, der den Mann genau dort trifft, wo er besonders empfindlich ist.

- Etwa 13 Prozent der ambitionierten Radfahrer leiden an Impotenz, rund 70 Prozent berichten von vorübergehenden Taubheitsgefühlen unter der Gürtellinie. Im Vergleich zu Schwimmern waren die Radler dreimal so oft von Erektionsstörungen betroffen.
- Von über 700 befragten Radlern mittleren Alters, die pro Woche über vier Stunden auf dem Drahtesel saßen, klagen gut vier Prozent über teilweise erhebliche Schwierigkeiten im Bett. Diejenigen, die über zehn Stunden pro Woche im Sattel sitzen, sind besonders gefährdet. Dagegen berichtete nur ein Prozent der knapp 300 Läufer einer Vergleichsgruppe von sexuellen Funktionsstörungen.

- Forscher der Uniklinik Innsbruck fanden bei 96 Prozent von 45 untersuchten passionierten Bikern Veränderungen im Hodenbereich, im Gegensatz zu 16 Prozent der untersuchten Nichtradler. Gutartige, aber schmerzhafte Tumoren (84 %), Sperma schädigende Zysten (49 %) und Verkalkungen der Nebenhoden (44 %), die zu Schwellungen und Entzündungen führen können, waren besonders verbreitet.

Sitzenbleiber: *Wer ständig auf harten Sätteln radelt, kann bald nichts mehr zum Stehen bringen.*

Vermutlicher Grund der Probleme: Die Nerven- und Blutbahnen in Penis und Hoden liegen – besonders im Dammbereich – gepresst zwischen dem harten Sattel und dem Druck des gesamten Körpergewichts. Die Blut- und Sauerstoffversorgung des Genitales wird dabei stark beeinträchtigt. Der Prozess, der zu Impotenz führen kann, ist eine Gefäßveränderung, die durch die chronische Belastung entsteht. Sie kann bis zum Verschluss der Gefäße führen.

Mehr Sex, mehr Potenz

Im inaktiven Zustand wird der Penis von weniger als einem Tausendstel des gesamten Blutflusses im Körper gespeist. Damit erhält er auch weniger Sauerstoff. Schon aus diesem Grund ist Sex für den Penis eine wichtige Möglichkeit, die Batterien zu laden. Um ein langes, aktives Sexleben zu garantieren, sind häufige Einsätze ohnehin zu empfehlen. Schon die bekannten US-Forscher Masters und Johnson fanden heraus: «Wenn der Mann in jungen Jahren zu häufiger sexueller Betätigung angeregt wird und diese Aktivitäten in vergleichbarem Maß während der Lebensjahre zwischen 31 und 40 weiterführt, wird er in seiner späteren Lebensphase eine weiterhin aufrechterhaltene Sexualität erfahren.» Mit einer hohen Sexfrequenz bleiben Sie in Übung, Ihre Partnerin bei Laune, und Sie powern Ihr Testosteron hoch – das männliche Sexualhormon sorgt dafür, dass Sie später den Ball nicht flach halten müssen.

So bleiben Sie auch im Sattel ein Mann

Wer regelmäßig in die Pedale tritt, muss seine Weichteile schützen.

Sattel runter: So ist Radfahrern zu empfehlen, die Sattelspitze etwas nach unten zu neigen.
Hintern hoch: Bei längeren Fahrten sollte man alle halbe Stunde für einige Minuten pausieren oder im Stehen radeln. Auch bei Rüttelpartien empfiehlt sich diese Haltung.
Lenker höher: Stellen Sie außerdem den Lenker Ihres Rades hoch ein – das verringert den Druck auf den Unterleib.
Stöße dämpfen: Wählen Sie möglichst breite Räder. Noch besser sind vollständig gefederte Fahrräder. Steigen Sie auf einen besonders weich gepolsterten, gelöcherten oder Y-förmigen Sattel um. Tragen Sie gepolsterte Hosen und / oder Suspensorien.
Warnsignale erkennen: Spüren Sie nach einer Radtour, dass Penis und Hoden taub oder berührungsempfindlich sind, sollten Sie für eine Woche aufs Radfahren verzichten.
Liegend fahren: Da Fahrradkuriere und Leistungssportler, die 200 Kilometer und mehr pro Woche zurücklegen, besonders stark gefährdet sind, sehen viele Urologen in diesen Fällen im Liegefahrrad die optimale Lösung. «Dieses Gefährt hat alle Vorzüge eines normalen Fahrrades mit dem weiteren Vorteil, dass es den Blutfluss im Genitalbereich nicht einschränkt», so Professor Porst.

Mehr Testosteron, mehr Sex

Sex-Doping: *Das männliche Sexualhormon Testosteron sorgt dafür, dass Sie den Ball nie flach halten müssen.*

Gerade jungen Männern fehlt bei Impotenz oft Testosteron. Das männliche Sexualhormon sorgt für die Erektionsfähigkeit. Testosteronmangel führt aber direkt zum Untergang von Peniszellen. Glatte Muskelzellen des Schwellkörpergewebes sterben bei Testosteronknappheit ab und werden in Bindegewebe umgewandelt. Oft klagen die betroffenen jungen Männer auch über Lustlosigkeit sowie mangelnde Energie und leiden in schweren Fällen sogar unter Muskel- und Knochenschwund. Man spricht in diesen Fällen (bei Testosteronspiegeln unter 12 Nanomol pro Liter) von Hypogonadismus – einer Unterfunktion der Hoden. Ein normalisierter Hormonspiegel kann diesen Prozess stoppen. Dazu stehen zwar außerdem Medikamente zur Verfügung (siehe Kapitel Viagra und

Co. – Sex-Doping ohne Sperre, S. 56), aber Sie können auch selbst schon einiges tun:

Sex-Doping: So steigen Ihre Testosteronwerte

Wie Sie selbst für einen Hormonkick sorgen können.

Mehr Sex: Es ist ein Engelskreislauf – Testosteron macht Lust auf Sex, und Sex erhöht die Testosteronwerte. Wer sexuell aktiv ist, hat dreimal mehr Testosteron im Blut als Männer, die längere Zeit unter Impotenz leiden, so das Ergebnis einer Untersuchung von Professor Emmanuele A. Jannini von der Universität L'Aquila in Italien. Wurden die Männer aber nach erfolgreicher Behandlung der Impotenz – Hormone wurden dabei nicht eingesetzt – wieder sexuell aktiv, normalisierten sich auch ihre Testosteronwerte wieder.
Mehr Sport: Eine kanadische Studie ergab, dass Sport die Nebennierenrinde zur Hormonproduktion anregt, was wiederum eine Testosteronausschüttung der Hoden bewirkt.
Kein Stress: Entwickeln Sie jedoch keinen Übereifer, auch nicht beim Sport. Es sollte nicht bis an die Leistungsgrenze trainiert werden, dann überwiegen die Stresshormone und verhindern den gewünschten Effekt.
Mehr Licht: Gehen, fahren oder fliegen Sie in die Sonne. Unter ihrem hellen Licht steigt der Testosteronspiegel um bis zu 20 Prozent, und das müde und lustlos machende Hormon Melatonin wird weniger.
Weniger Fett: Essen Sie alles, was lecker ist und leicht: Schon nach einer sehr fetten Mahlzeit kann sich vorübergehend der Testosteronspiegel halbieren.

Alle 20 Minuten verwirrt Testosteron unsere Sinne

Alle 15 bis 20 Minuten kommt «frisches» Testosteron in unsere Blutbahnen. Damit wären theoretisch 72- bis 96-mal pro Tag gesteigerte sexuelle Lust und stattliche Erektionen möglich. Welche Folgen dieser Testosteron-Takt tatsächlich hat? Sie foulen beim Fußball, hupen im Straßenverkehr und verfluchen Ihren Vordermann. »An der Börse spekulieren Sie risikofreudiger, und wann immer Ihnen sexuelle Fantasien durch den Kopf schießen: Sie können sicher sein, dass es Ihr Testosteron ist», berichtet die US-Sexualforscherin Dr. Theresa Crenshaw.

Weicher als das Leben: Der Penis im Formtief

Jeder dritte Mann hat früher oder später mit Potenzproblemen zu kämpfen. Eine sorgfältige Analyse der Ursachen weist den Weg aus der Krise.

Nur ein Aussetzer?
Von Impotenz oder sexueller Dysfunktion sprechen Mediziner erst, wenn erfolglose Erektionsversuche über einen Zeitraum von mindestens drei bis sechs Monaten bestehen.

Glücklicherweise ist Impotenz kein Tabuthema mehr. Wissenschaft und Forschung haben sich dieses Massenphänomens endlich angenommen. So können heute fast 100 Prozent der betroffenen Männer mit Medikamenten oder anderen Strategien erfolgreich behandelt werden, allein 70 Prozent davon mit Viagra. Doch schon allein wegen der – zum Teil gefährlichen – Nebenwirkungen ist die blaue Pille sicher nicht die allein glückselig machende Lösung aller sexuellen Formschwächen.

Übrigens, nicht jedes Versagen ist gleich eine Katastrophe: Von Impotenz oder sexueller Dysfunktion sprechen Mediziner erst, wenn erfolglose Erektionsversuche über einen Zeitraum von mindestens drei bis sechs Monaten bestehen.

«Etwa fünf bis sieben Millionen deutsche Männer haben Erektionsprobleme. Zum Vergleich kann man sagen, dass Erektionsstörungen etwa doppelt so häufig auftreten wie koronare Herzerkrankungen», sagt der Münchner Urologe Professor Hartwig Bauer. Rechnet man die Ergebnisse einer Befragung von 8000 Männern aus Köln auf Deutschland hoch, kommt man zwar «nur» auf etwa 4,5 Millionen Männer zwischen 30 und 80 Jahren – das entspräche aber immerhin 19 Prozent in dieser Altersgruppe.

Das zeigt, dass Impotenz «eine sehr häufige, wenn nicht überhaupt die häufigste Erkrankung der Männer ab 40 Jahren ist», meint der Hamburger Urologe Professor Porst.

Vier Kennzeichen von Erektionsstörungen

- Der Penis wird nicht steif genug, um in die Vagina eingeführt zu werden.
- Die Erektion lässt vor oder unmittelbar nach dem Einführen nach und erholt sich auch nicht in wenigen Minuten wieder.
- Spontane Erektionen, insbesondere morgendliche, fehlen oder sind nur sehr selten.
- Auch optische und akustische Reize sowie Berührungen können den Penis nicht begeistern.

Körper oder Geist – wo liegt das Problem?

Noch vor nicht allzu langer Zeit hielt man Potenzstörungen für nahezu ausnahmslos psychisch bedingt. Für junge Männer gilt diese Annahme weiterhin: «In der Altersgruppe bis 40 Jahre ist die Impotenz in erster Linie psychisch bedingt», sagt Professor Ulrich Wetterauer, Urologe am Uniklinikum Freiburg, verursacht etwa durch «Partnerschaftsprobleme, Unsicherheit, Versagensängste, Stress und Überforderung». Mit zunehmendem Alter überwiegt jedoch der Anteil körperlicher Ursachen (an erster Stelle steht die Arterienverkalkung), oft greifen auch beide Ursachen ineinander.

Der Fitness-Check: Latte vor dem Morgenkaffee

Heiße Träume: *Junge Männer haben während ihrer Traumphasen im Schlaf etwa alle 90 Minuten spontane Erektionen.*

Jede Nacht führt Ihr Geschlechtsteil ein automatisches Fitnesstraining durch. Im Schlaf kommt es wiederholt zu Erektionen. Zweifeln Sie daran, können Sie folgenden Test durchführen: Wickeln Sie einen Streifen Luftpostaufkleber (ist billiger als ein so genannter Erektiometer für ca. 40 Euro) eng um den Penisansatz und kleben ihn fest: Ist dieser am nächsten Morgen gerissen, hatten Sie in der Nacht mindestens eine Erektion. Oft wachen Sie sogar damit auf. Die Erklärung: Junge, gesunde Männer erleben im Traum (während der so genannten REM-Phase des Schlafes) etwa alle 90 Minuten sexuelle Erregung. Das führt zu spontanen Erektionen. Ist irgendwann die Harnblase gefüllt und es kommt wieder zu einer Erektion, bleibt diese erhalten, bis man aufwacht – mitten in der Nacht oder am nächsten Morgen. Das stolze Ergebnis wird Pinkelsteife, Morgen- oder Wasserlatte genannt. Denn die volle Harnblase reizt die Erektionsnerven an der Prostata und drückt dazu auf die Blutbahnen im Penis. Das Blut kann nicht mehr ungehindert aus dem erigierten Penis abfließen. Der Test mit dem Aufkleberband bringt Ihnen folgende Erkenntnis: Ist das Papier gerissen, hatten Sie eine oder mehrere Erektionen. Und damit ist bei Ihnen organisch alles in Ordnung. Ihr Problem hat dann vermutlich psychische Ursachen. Welche weiteren Faktoren helfen, organische Ursachen von mentalen Problemen zu unterscheiden, zeigt folgende Tabelle.

Selbsttest: Ist alles bloß reine Kopfsache?

Durchhänger können psychische oder physische Ursachen haben – so erkennen Sie den Unterschied:

psychisch bedingte Impotenz	physisch bedingte Impotenz
• tritt akut auf	• beginnt langsam
• nur bei bestimmtem Ereignis	• schleichender Verlauf
• nur bei bestimmter Person	• kontinuierliche Verschlechterung
• morgendliche Erektion ist vorhanden	• morgendliche Erektionen nur selten bzw. gar nicht mehr
• Masturbation ist möglich	• Masturbation unmöglich

Die Psyche – wenn die Einstellung nicht stimmt

Erektionsstörungen sind besonders bei jungen Männern häufig auf seelische Ursachen wie Stress, Unsicherheit und Partnerprobleme zurückzuführen. Allerdings können auch ältere Männer, deren Impotenz körperliche Ursachen hat, unter diesem Unvermögen stark leiden, sodass sich zusätzlich zu einer körperlichen auch eine seelische Blockade gegen die Erektion ausbildet.

Den Teufelskreis aufbrechen

Ausbruch: *Viagra kann helfen, die Versagensangst zu besiegen.*

Versagt Ihr Penis einmal den Dienst, dann ist das sehr wahrscheinlich nicht endgültig. Betrachten Sie es als eine Momentaufnahme, wie sie in jedem Schlafzimmer vorkommt – bei Prominenten genauso häufig wie bei Fußballprofis oder Pornodarstellern. Das ist kein Grund zum Verzweifeln oder gar zur Selbstgeißelung. Der Münchner Psychologe und Autor Dr. Paul Kochenstein meint sogar, dass «ein Mann, der solche Situationen nicht kennt, sicherlich auch sonst nur eine eingeschränkte Ahnung von der Bandbreite sexueller Freuden und Variationen hat». Wie dem auch sei: Klärende Gespräche mit der Partnerin und ein erotisierendes Ambiente können schon mal aus dem vorübergehenden Tief helfen. Dennoch ist die Gefahr groß, beim nächsten Mal aus reiner Nervosität zu versagen und so in einen Teufelskreis zu geraten. «In der größten Not kann sich der Kandidat nach Rücksprache mit dem Arzt seines Vertrauens auch eine Potenz-Pille Viagra gönnen, um aus dem Teufelskreis auszubrechen», sagt der Bielefelder Urologe Professor Eickenberg.

Denn klar ist: Wenn es mit der Pille wieder funktioniert, dann wissen Sie, dass Sie noch können – und auch ohne Viagra könnten. Wenn es danach wieder ohne geht, umso besser. Wenn nicht, versuchen Sie, eventuelle partner- oder sonstige lustkillenden Probleme zu lösen.

Psychotherapie: Vom Bett auf die Couch

Gelingt es Ihnen nicht ohne fremde Hilfe, Ihre sexuellen Probleme in den Griff zu bekommen, kann unter Umständen eine mehrmonatige Psychotherapie (z. B. Sexual- oder Partnertherapie, Verhaltens- oder Gesprächstherapie) zum Ursprung der Probleme vorstoßen und Sie – möglichst gemeinsam mit Ihrer Partnerin – bei deren Lösung unterstützen.

Politik der Nadelstiche: Akupunktur regt an

Auch Akupunktur könnte Männern mit psychisch bedingten Erektionsstörungen helfen. So lautet das Ergebnis einer Pilotstudie mit 13 Patienten vom Hospital Lainz in Wien. Bei zwei Drittel der Patienten war die Methode erfolgreich, berichtet Studienleiter Dr. Paul F. Engelhardt. Die Nadeln wurden vor allem an sechs Fixpunkten des Körpers gesetzt, die schon in der traditionellen chinesischen Medizin mit Potenzproblemen in Verbindung gebracht wurden.

Enthaltsam: Pausen der Lust

Anspruchsdenken: *Mann kann nicht immer, und Mann muss auch nicht immer können.*

Vielleicht haben Sie gar keine Erektionsstörung, sondern einfach keine Lust. Auch Männer machen Phasen durch, in denen sie keinen sexuellen Appetit haben. Und das ist vollkommen in Ordnung. Mann kann nicht immer, und Mann muss auch nicht immer können. Schämen Sie sich deswegen nicht, und entwickeln Sie Ihrer Partnerin gegenüber keine Schuldgefühle (aber reden Sie mit ihr, und werben Sie um ihr Verständnis – sonst fühlt sie sich unattraktiv und abgewiesen).

Wer es akzeptieren kann und sich selbst eine Zeit der Enthaltsamkeit gestattet, hat schnell den Leidensdruck halbiert. Denn hohe Anforderungen im Job, Schuldenberge, drohende Arbeitslosigkeit und andere Sinnkrisen können den stärksten Mann umhauen. Zwar wirkt Sex oft als gute Anti-Stress-Therapie, ist aber eben nicht immer möglich. Damit enthaltsame Phasen nicht unnötig – und ungewollt – lang werden, hier die besten Tipps, wie Sie Kopf und Körper schnell wieder auf Sex einstimmen können.

Elf Abwehrstrategien gegen Liebestöter

Körperliche oder geistige Überlastung, zu wenig Schlaf und zu viel Schnaps gefährden die sexuelle Lust und Präsenz.

- Entspannt durchatmen: Stress führt durch Ausschüttung von Adrenalin, Noradrenalin und Cortisol zu einer Verengung der Arterien. Der Körper bereitet sich auf Flucht oder Kampf vor, die Blutzufuhr in den Penis nimmt ab. Bei Dauerstress sinkt sogar der Testosteronspiegel, die Lust schwindet endgültig. Sorgen Sie für erholsame Ruhepausen, z. B. ausgedehnte Saunabesuche oder Strandspaziergänge.
- Ordentlich ausschlafen: Sind Sie müde, dürfen Sie sich nicht wundern, wenn auch Ihr Penis sich auf eine Hängepartie einstellt. Wie der Volksmund sagt: «Nur wer sonst nichts tut, ist in der Liebe gut.»
- Richtig abschalten: Wenn in der Hose «tote Hose» ist, sind Sie mit dem Kopf vielleicht noch im Büro, während der Rest von Ihnen den Venushügel besteigen will. Finanzielle Ängste und Zeitdruck tun ein Übriges, Ihr bestes Stück lahm zu legen. Im Bett sollten Sie deshalb höchstens die Sommersprossen auf der zarten Haut Ihrer Partnerin zählen, nicht Umsatz und Gewinn.
- Limit wahren: Alkohol senkt die Hemmschwelle, kann die Gefäße erweitern und somit eine positive Wirkung auf die Erektion haben. Was darüber hinausgeht, schlägt ins Gegenteil um: Der Penis macht schlapp, das Lustgefühl auch. «Deshalb sollten 0,5 Promille als Verkehrsgrenze gelten – auf der Straße und im Bett», empfiehlt der Hamburger Urologe Professor Hartmut Porst.
- Mailbox einschalten: Wer sich von seinem Handy selbst bei der Liebe nicht trennen mag, kann von einem Sex-Angst-Syndrom befallen werden, stellten taiwanesische Forscher am Chang-Gung-Krankenhaus in Taipeh fest. Aus Angst vor möglichen Unterbrechungen ziehen Betroffene die Lustbremse. Im Bett gilt deshalb: Kein Anschluss während dieser Nummer.
- Kräftig einheizen: Blutgefäße ziehen sich bei Kälte zusammen, was ein Sprung ins kalte Wasser bekanntlich beweist. Heizen Sie in Liebesnächten deshalb so richtig ein. Ihr Penis fühlt sich bei 23 Grad und mehr erst richtig wohl, und auch das Vorspiel wird nicht zur «Zitterpartie».
- Ruhig genießen: Wo steht geschrieben, dass es immer zum Äußersten kommen muss? Lassen Sie das Ende einfach offen. Nehmen Sie beispielsweise ein gemeinsames Bad, und verwöhnen Sie sich gegenseitig mit einer Massage. Der Rest kommt früher oder eben später ganz von allein.
- Kraft tanken: Ein Muskelkrampf beim Stellungswechsel wirkt nicht gerade sehr erotisch. Durch Liegestütze, Crunches, Hantel- und Oberschenkeltraining

werden Sie wegen des ähnlichen Bewegungsablaufs fit für jeden Einsatz: Vier- bis fünfmal pro Woche 30 Minuten Training sind optimal. Sport in Maßen steigert darüber hinaus auch den Testosteronspiegel, sorgt so für mehr Lust auf Sex.

- **Glotze aus:** Vielleicht sehen Sie ja auch zu viel fern? «Übermäßiges Fernsehen führt zur Abstumpfung und dazu, dass ein erotisches oder sexualitätsförderndes Verhalten kaum möglich ist», erklärt Professor Hermann-J. Vogt von der Dermatologischen Klinik und Poliklinik der TU München.
- **Prioritäten setzen:** Wenn Sie wegen Langeweile, Streit oder anderen Gründen das Ehebett meiden und Ihr Glück im Bett der Geliebten suchen, kann Ihr Gewissen hemmend in das Geschehen eingreifen.
- **Verhütung** regeln: Haben Sie noch keine Zeit für Vaterfreuden? Bevor Sie deshalb aber gar nicht mehr zum Zuge kommen, sollten Sie vielleicht die Verhütungsfrage aufwerfen. Ist Ihre Partnerin von der Anti-Baby-Pille und Ähnlichem nicht zu begeistern, sollten Sie die Verantwortung übernehmen, etwa mit einem Kondom. Übrigens: Auch der «Rückzieher» (Coitus interruptus) ist eine Lustbremse. Die berechtigte Angst vor verspäteter Reaktion und deren Folgen rauben dem Penis die Kraft.

Organische Ursachen: Kein Blut im Fluss

Handyverbot im Bett: *Kein Anschluss während dieser Nummer.*

Es ist besonders wichtig, die individuelle Ursache für das sexuelle Unvermögen herauszufinden, bevor man beispielsweise zu einer Pille greift. Sonst gefährdet man durch deren Einsatz entweder direkt (z. B. als Herzkranker) oder indirekt (weil eine gefährliche Krankheit unentdeckt bleibt) seine Gesundheit.

Allgemeine Erkrankungen

Null Promille: *Bedienen Sie Ihren Penis nicht unter starkem Alkoholeinfluss. Der senkt zwar die Hemmschwelle, macht aber die meisten Erektionsbemühungen zunichte.*

Diabetes (Zuckerkrankheit), Arteriosklerose, Nieren- und Nervenerkrankungen, Unfälle (Herren- und Tourenräder!!) sowie Operationen im kleinen Becken sind die häufigsten Erektionskiller. Auch Bluthochdruck, eine Schilddrüsenunterfunktion und sogar ein Tumor kommen als Ursache infrage. Wird die zugrunde liegende Erkrankung frühzeitig aufgedeckt und behandelt, verschwindet auch meist die Erektionsstörung – ganz ohne Hilfsmittel. Aber auch Erkrankungen oder Unfälle, die eine Querschnittslähmung zur Folge haben, führen in den meisten Fällen zu – behandelbarer – Impotenz.

Warnsignal: US-Forschern der Universität von Minneapolis zufolge kann Impotenz wertvolle Hinweise auf eine gefährliche Herz-Kreislauf-Erkrankung geben. «Da die Gefäße im Penis kleiner sind als im übrigen Körper, kann sich eine Arterienverkalkung dort auch früher auswirken», so der Herzforscher Marc Pritzker. Lange bevor durch die Arterienverkalkung Herz- oder Hirninfarkt drohen, können also Ablagerungen in den Schwellkörperarterien eine Erektion verhindern.

Mangel an Testosteron

Hormone checken: *Bei jungen Männern ist Impotenz oft durch Testosteronmangel bedingt.*

Organisch bedingte Erektionsstörungen werden bis zu 8,5 Prozent von Testosteronmangel begleitet. Das führt direkt zum Untergang von Peniszellen. Glatte Muskelzellen des Schwellkörpergewebes sterben bei Testosteronknappheit ab und werden in Bindegewebe umgewandelt. Ein normalisierter Hormonspiegel (siehe S. 50 ff.) stoppt diesen Prozess. Gerade bei jungen Männern ist Impotenz oft durch Testosteronmangel bedingt. Aber auch bei Älteren schwinden die Hormone: Ab dem 30. Lebensjahr sinkt bei Männern der Testosteronspiegel, ab 40 setzen langsam die männlichen Wechseljahre ein. Jedem Hundertsten unter 50 und jedem Dritten über 70 Jahren fehlt Testosteron.

Schwellkörper-Schäden

Ein unbehandelter Penisbruch führt zu einer bindegewebigen Umwandlung (Fibrose) der Schwellkörper. Die schwammartige Struktur geht dabei überwiegend verloren und mit ihr die Fähigkeit der Schwellkörper, ausreichend Blut für eine Erektion zu beherbergen.

Die harder (Stirb langsam II): Die Dauererektion

Standhaft: *Wird gegen eine Dauererektion nichts unternommen, droht den Schwellkörpern der Untergang.*

Eine Dauererektion (med.: Priapismus) ist kein Grund zum Prahlen, sondern ein echter medizinischer Notfall, der sofort behandelt werden muss. Erfolgen Diagnose und Therapie nicht rechtzeitig, droht Impotenz.

Erkennung: Wichtige Merkmale sind eine schmerzhafte und/oder über zwei bis vier Stunden ohne sexuelle Stimulation anhaltende Erektion. Die Eichel kann sich bläulich verfärben und ist meist weich. Wird der Zustand über sechs Stunden nicht behandelt, droht in knapp 60 Prozent der Fälle Impotenz.

Entstehung: Eine Dauererektion kann auf zwei verschiedenen Wegen zustande kommen:

1. In den meisten Fällen ist der Abfluss des Blutes aus den Schwellkörpern durch die Venen gestört. Durch nachströmendes Blut steigt der Druck in den Schwellkörpern, gleichzeitig sinkt der Sauerstoffgehalt. Die Folge: starke Schmerzen und Schädigung der Schwellkörpermuskulatur.

2. In zehn bis 20 Prozent der Fälle ist der Zufluss des Blutes durch die Arterien übermäßig stark. Ursache ist meist die Injektion einer Überdosis gefäßerweiternder Substanzen (siehe SKAT-Therapie, S. 64f.) in die Schwellkörper zur Behandlung von Potenzstörungen.

Da der Sauerstoffgehalt lange ausreichend hoch bleibt, treten hierbei Schmerzen erst viel später auf, und die Schwellkörpermuskeln werden nicht sofort in Mitleidenschaft gezogen.

Behandlung: In beiden Fällen sollten nach der Diagnose per Ultraschall und Blutanalyse 100 bis 300 ml Blut aus den Schwellkörpern abgesaugt werden, empfiehlt der Urologe Dr. Martinez Portillo vom Uniklinikum Mannheim. Danach stehen je nach Ursache und Schwere des Falls verschiedene Wirkstoffe (Methylenblau, Terbutalin, Phenylephrin) zur Verfügung, die in der Regel zuverlässig zum anhaltenden Abklingen der Erektion führen. Hilft das alles nichts, kann immer noch eine früher bevorzugt durchgeführte Operation die Schwellkörper vor dem Untergang bewahren.

Ursachen: Außer wegen einer Überdosierung bei der Schwellkörperinjektion kann es in Anfangsstadien von Leukämie, multipler Sklerose, Prostatavergrößerung oder Venendefekten zu einer Dauererektion kommen.

Atemstörungen im Schlaf

Wer unter kurzzeitigen Aussetzern der Atmung im Schlaf (der so genannten Schlaf-Apnoe) leidet, hat ein vierfach erhöhtes Risiko für Erektionsschwächen. Das ergab eine Befragung von 500 Männern durch Mediziner des Marienkrankenhauses in Kassel. Über 50 Prozent der unter Schlaf-Apnoe Leidenden (durchschnittliches Alter: 54 Jahre) klagten über Potenzstörungen. In dieser Altersgruppe sind sonst nur 10 bis 20 Prozent der Männer betroffen. Gegen die vitalitätszehrende Schlafstörung werden u. a. Atemmasken und Biss-Schienen erfolgreich eingesetzt.

Prostatakrebs – an der Quelle zur Potenz

Pro Jahr erkranken laut einer aktuellen Schätzung des Berliner Robert-Koch-Instituts bis zu 40 650 deutsche Männer an Prostatakrebs, Tendenz steigend. Lassen Sie die Prostata, die Quelle Ihrer Potenz, ab 45 einmal jährlich checken. Dazu stehen dem Urologen der Tastbefund per Finger, eine Untersuchung mit Ultraschall und die Bestimmung des PSA-Werts (prostataspezifisches Antigen) im Blut zur Verfügung. Bei begründetem Verdacht (z. B. erbliches Risiko) wird auch eine Gewebeprobe analysiert.

Ist der Krebs bereits über die Organkapsel hinausgewachsen, muss die Prostata mitsamt den Potenz-Nerven entfernt werden, die ihr eng anliegen. Wird der Prostatakrebs früh genug entdeckt, können die Erektionsnerven mit einer hierzulande erst seit kurzem routinemäßig durchgeführten OP-Technik erhalten werden. «Die Prostata ist man dann zwar trotzdem los, aber die Potenz bleibt in vielen Fällen erhalten», sagt Professor Hans-Udo Eickenberg, Chefarzt der Urologie des Franziskus-Hospitals in Bielefeld. Auch die Potenzpille Viagra (s. u.) kann immerhin knapp 72 Prozent der nervschonend Operierten helfen, dagegen richtet sie nur bei 15 Prozent der herkömmlich radikal Operierten etwas aus, so das Ergebnis einer Studie mit 91 Männern.

Bei Verdacht auf Prostatakrebs, und erst recht bei einer Bestätigung, fragt man am besten den Urologen, ob die nerverhaltende Technik infrage kommt und ob er das Verfahren auch beherrscht und routinemäßig einsetzt oder ob er einen qualifizierten Experten dafür empfehlen kann.

Viagra und Co. – gelobt sei, was hart macht

Mit Pillen, Pflastern oder Pumpen steht ein vielfältiges Arsenal zur Verbesserung des Stehvermögens zur Verfügung. Beinahe jeder Phall kann erfolgreich behandelt werden.

Das blaue Wunder: Viagra

Der Viagra-Wirkstoff Sildenafil verstärkt die Entspannung der Gefäße im Penis, und das für die Erektion erforderliche Blut fließt ein. Die Wirkung des rezeptpflichtigen Mittels beginnt etwa eine halbe bis eine Stunde nach Einnahme, jedoch nur bei sexueller Stimulation. Viagra ist in etwa 70 Prozent der Fälle von Impotenz wirksam.

Nebenwirkungen: Viagra kann gelegentlich Kopfschmerzen, Gesichtsröte, Schwindel und Sehprobleme (blauer Schleier, verschwommenes Sehen) verursachen.

Gefahr: Schlaganfallpatienten und Herzkranke sowie Patienten, die gefäßerweiternde Medikamente einnehmen, etwa Herzmittel mit Nitraten oder Molsidomin gegen Angina pectoris, bringen sich mit Viagra in Lebensgefahr. Auch bei schweren Leberschäden und der Augenkrankheit Retinitis pigmentosa sollte man besser auf andere Mittel ausweichen.

Ist Viagra gefährlich?

Im ersten Halbjahr 1999 ist die blaue Potenzpille 300 000 deutschen Männern verschrieben worden. Weltweit soll es bereits mehr als 580 Todesfälle durch Viagra geben, in Deutschland seien 23 Fälle eindeutig identifiziert, berichtet Reinhardt Tomek, Sprecher einer Anti-Viagra-Initiative, die gegen den Hersteller Pfizer Strafanträge wegen fahrlässiger Tötung gestellt hat.
Das zuständige Bundesinstitut für Arzneimittel und Medizinprodukte in Berlin sieht jedoch keinen Anlass für eine Neubewertung des Medikaments: «Aus Deutschland liegen 17 Berichte über Todesfälle im Zusammenhang mit Viagra vor», heißt es in einer Pressemitteilung vom 20. Januar 2000. «Etwa in einem Drittel der Todesfälle wurden bestehende oder bekannte Gegenanzeigen nicht beachtet.» Bei den übrigen Berichten sei die Rolle von Viagra von Fall zu Fall unterschiedlich zu bewerten. Auch praktizierende Mediziner sind vom Nutzen Viagras weiterhin überzeugt: «Wenn sichergestellt ist, dass Viagra nur nach der Untersuchung, Diagnose und Verschreibung durch einen Arzt eingenommen wird, ist das Medikament eine sichere und wirksame Therapie bei Erektionsstörungen», sagt der Mannheimer Professor Klaus-Peter Jünemann vom Informationszentrum für Sexualität und Gesundheit e.V. (ISG) in Freiburg.

Die Newcomer: Cialis und Levitra

Seit 2002 bzw. 2003 machen die neuen Potenzpillen Cialis und Levitra dem Klassiker Viagra Konkurrenz. Dabei ist Levitra bedingt Quickie-tauglicher als das Original – bereits nach 25 Minuten steht «er» bereit. Cialis eignet sich dagegen eher fürs romantische Wochenende: Die Wirkung hält nach der Einnahme bis zu 36 Stunden und ermöglicht währenddessen jederzeit spontanen Sex – keine Sorge, es kommt nicht zur Dauererektion, sondern «nur» zur andauernden Erregbarkeit.

Nebenwirkungen: Nach der Einnahme von Levitra wird laut Hersteller am häufigsten über Kopfschmerzen und Gesichtsrötung berichtet. Es führt deutlich «seltener zu unangenehmem Blau-Grün-Sehen» als Viagra, sagt der Hamburger Urologe Professor Hartmut Porst.

Gefahren: Da es sich in beiden Fällen wie bei Viagra um Phosphodiesterase-Hemmer handelt, gelten prinzipiell die gleichen Einschränkungen für Herzpatienten.

Prima Klima: Uprima

Wirkt im Gehirn, nicht am Penis. Uprima ist bereits seit Juni 2001 europaweit zugelassen. Der Wirkstoff Apomorphin aktiviert Rezeptoren im Gehirn und steuert von hier aus die Erektion, die bereits nach 18 bis 19 Minuten eintreten kann. Der gewünschte Erfolg der Pille, die man unter der Zunge zergehen lässt, tritt in bis zu 68 Prozent der Fälle auf. Es kommt für Männer mit Herzproblemen in Frage, die deshalb auf Viagra verzichten müssen. Das Konkurrenzprodukt Ixense wurde jedoch im September 2004 wieder vom Markt genommen.

Nebenwirkungen: Es kann zu Übelkeit und Schwindelgefühl kommen, in sehr seltenen Fällen trat eine Sekunden-Ohnmacht auf.

Gefahren: Der Wirkstoff Apomorphin ist (höher dosiert) seit Ewigkeiten als Brechmittel in der Notfallmedizin im Einsatz. Wegen möglicher Ohnmachtsanfälle wurde der Zulassungsantrag in den USA zurückgezogen.

Testosteron: Das Liebespflaster

Bis vor kurzem wurde dem männlichen Sexualhormon Testosteron zwar eine Bedeutung bei der Lust, kaum aber bei der Potenz zugestanden. Neue Untersuchungen zeigen, dass Testosteron für die Erektion eine zentrale Rolle spielt. Im Gehirn sorgt es für eine Erhöhung der Erregbarkeit und lässt mehr Synapsen entstehen, was die Reizleitung zum Penis verbessert. Aber vor allem aktiviert Testosteron das Enzym Stickoxid-Synthetase in den Penis-Schwellkörpern. Ohne dieses Enzym entsteht kein Stickoxid, ohne den Nervenbotenstoff Stickoxid entsteht keine Erektion, weil sich die glatte Muskulatur in den Schwellkörpern nicht entspannt. In bis zu 8,5 Prozent der Fälle von Impotenz ist der Testosteronspiegel im Blut zu niedrig. Deshalb sollen verschreibungspflichtige Testosteronpflaster, etwa «Androderm» oder «Testoderm», den Penis aus dem Tief holen, wenn ein Hormonmangel an der Erektionsschwäche schuld ist. Man spricht in diesen Fällen (bei Testosteronspiegeln unter 12 Nanomol pro Liter) von Hypogonadismus – einer Unterfunktion der Hoden. Die Pflaster können auf Rücken, Bauch, Oberarm bzw. -schenkel oder direkt auf den Hodensack geklebt werden. Das Hormon geht durch die Haut direkt ins Blut. Außer Pflastern stehen auch Spritzen, Implantate, Pillen und Gele mit Testosteron zur Verfügung, die bis auf die Gele den Körper aber deutlich ungleichmäßiger mit dem männlichen Sexualhormon versorgen. Seit Juni 2000 ist Testosteron auch als Gel (z. B. Androtop-Gel) zugelassen, das in die Haut an Bauch oder Schultern einmassiert wird. Es stellt eine einfache und effektive Alternative zu Pflastern oder Spritzen dar. Doch Händewaschen ist Pflicht: Speziell schwangere Frauen sollten nicht damit in Berührung kommen, um weder sich noch den Fötus zu gefährden.

Ausgeschlossen: *Da Testosteron möglicherweise das Wachstum von Prostatakrebs fördern kann, sollte dies vor der Therapie sicher ausgeschlossen werden.*

Nebenwirkungen: Da Testosteron möglicherweise das Wachstum von Prostatakrebs fördern kann, sollte dies vor der Therapie sicher ausgeschlossen werden. Die Körperpflaster (Androderm) können Hautreizungen verursachen, die Hodensackpflaster (Testoderm) machen die unterschiedlichen Ausdehnungen des Hodensacks nicht mit. Haarausfall und Akne können bei einer Testosterontherapie verstärkt auftreten. Testosteron senkt die Wirkung blutverdünnender Medikamente und die von Insulin bei Diabetikern. Auch auf Herz-Kreislauf-Probleme sollte man den Arzt hinweisen.

Das Sexhormon macht Männer stark: Mehr Lust, mehr Power

Testosteron wirkt im ganzen Körper, stellt dort und im Gehirn alle Weichen auf Angriff und Eroberung. So erhöht eine Testosterontherapie auch die Libido. Und was bringt schon Potenz, die nicht mit Lust gepaart ist? Das blaue Wunder Viagra muss da passen. Die Patienten berichten außerdem von einer insgesamt verbesserten Befindlichkeit, stärkerem Bartwuchs, wachsender Dynamik und mehr Muskeln.

Reizender Stich: SKAT, die Schwellkörper-Autoinjektions-Therapie

Mit einer Spritze oder einem Injektionsgerät wird das gefäßerweiternde Gewebehormon Prostaglandin E1 (Alprostadil) in die Schwellkörper gespritzt. Die Erektion kommt nach 10 bis 15 Minuten und hält ungefähr eine Stunde an – unabhängig von sexueller Erregung. Die SKAT-Spritze ist insbesondere für Männer mit verengten Gefäßen und Schädigung der Erektionsnerven geeignet.

Nebenwirkungen: Bei Überdosierung oder Dauernutzung droht eine Dauererektion. Wird dieser so genannte Priapismus nicht rechtzeitig behandelt, droht der Funktionsverlust der Schwellkörper mit ernsthafter Impotenzgefahr (siehe S. 58ff.).

Sex auf Krankenschein: Potenzmittel sind Kassenleistung

Das Bundessozialgericht kam im Herbst 1999 zu dem Urteil, dass die Behandlung von Erektionsstörungen eine Kassenleistung ist. Anlass der Verhandlung war eine unzulässige Entscheidung des Bundesausschusses der Ärzte und Krankenkassen, die pharmakologische Behandlung von Impotenz aus dem Leistungskatalog der Krankenkassen zu streichen – aus Angst vor explodierenden Kosten durch Viagra.

Zäpfchen für den Zipfel: MUSE

Muse steht für **M**edizinisches **U**rethrales **S**ystem zur **E**rektion. Statt per SKAT-Spritze wird mit einem Röhrchen ein winziges Zäpfchen mit dem gefäßerweiternden Wirkstoff Alprostadil in die Harnröhre eingeführt. Durch Kneten des Penis löst es sich auf und wird ins Schwellkörpergewebe aufgenommen. Nach etwa 15 Minuten tritt in 48 bis 65 Prozent der Fälle die erwünschte Wirkung ein, die Erektion hält ungefähr eine Stunde. Dennoch kommt MUSE nur für jeden vierten Mann als Langzeitlösung infrage, ist der Hamburger Urologe Professor Porst überzeugt.

Nebenwirkungen: Jeder dritte Patient beklagt Penisschmerzen, bei jedem achten tritt ein unangenehmes Brennen in der Harnröhre auf, außerdem kann es zu geringen Harnröhrenblutungen, Hoden- und Kopfschmerzen kommen. Und obwohl bei diesem Verfahren der Wirkstoff nur am Penis angewandt wird, kann es wegen der hohen Dosis (das 10- bis

100-fache der Dosis, die bei SKAT zum Einsatz kommt) auch zu Kreislaufproblemen kommen. In seltenen Fällen treten Dauererektionen auf (Priapismus, s. S. 58). Übrigens: Beim Sex mit Schwangeren sollten MUSE-Anwender immer ein Kondom benutzen.

Rohrkrepierer: Vasomax und Topiglan

Nachdem in Tierstudien Veränderungen des Fettgewebes auftraten, liegt das Zulassungsverfahren für Vasomax mit dem Wirkstoff Phentolamin in den USA auf Eis. Als Alprostadil-Gel zum Auftragen auf die Eichel war Topiglan gedacht, es sollte zur Alternative für SKAT-Spritze oder MUSE-Zäpfchen werden. Da jedoch die Studienergebnisse in Phase II nicht den Anforderungen der Hersteller entsprachen, wurde die Entwicklung 2004 eingestellt.

Belastungstest: Spritze oder Zäpfchen?

US-Forscher von der Columbia University in New York haben in einem Test die Wirksamkeit der Potenzmittel SKAT und MUSE verglichen. Dazu hängten sie Ein-Kilo-Gewichte an die Penisse. Das Ergebnis: 60 Prozent der SKAT-Anwender konnten im Biegetest dem Gewicht widerstehen. In der MUSE-Gruppe bogen sich dagegen 78 Prozent der Penisse unter dem Gewicht, nur 22 Prozent blieben standhaft.

Stark wie ein Baum: Yohimbin

Yohimbin ist eines der ältesten Potenzmittel. Es wird aus der Rinde des westafrikanischen Yohimbe-Baumes gewonnen. Schon die Ägypter haben es eingesetzt, berichtet der Urologe Dr. Wolfram Haas aus Waldkirch: «Von allen in Deutschland erhältlichen Aphrodisiaka ist Yohimbin wahrscheinlich das wirkungsvollste.» Die Wirkung ist allerdings deutlich schwächer als bei den synthetischen Potenzpillen, und es ist erst nach längerer Einnahme mit einer Wirkung zu rechnen. Daher wird Yohimbin vor allem bei psychisch bedingter Impotenz eingesetzt. Doch immerhin profitierten 71 Prozent von 83 Versuchspersonen mit Erektionsstörungen in einer placebokontrollierten Studie der TU München von Yohimbin-Extrakten (z. B. Yocon-Glenwood, Testasa, z. T. rezeptpflichtig). Vermutlich sind eine durch Yohimbin verursachte Erweiterung der Blutgefäße und dadurch verbesserte Durchblutung der Genitalien für die Wirkung verantwortlich. Außerdem soll Yohimbin die Reizleitung im unteren Bereich des Rückenmarks verstärken, die für die sexuelle Stimulation gebraucht wird.

Nebenwirkungen: Anstieg von Blutdruck und Herzfrequenz, Nervosität, Schlaflosigkeit, Zittern, Kopf- und Genitalschmerzen, in seltenen Fällen Bewusstlosigkeit.

Wachstum unter Druck: Vakuumpumpe

Die Vakuumpumpe eignet sich für alle Impotenzursachen.

Der Penis wird in einen Plastikzylinder geschoben, in dem per Pumpe ein Unterdruck erzeugt werden kann. Dadurch wird Blut in den Penis gesogen. Ist die Versteifung erreicht, wird ein Gummiring um die Peniswurzel gelegt. Das Blut kann nun nicht mehr abfließen. Diese mechanische Methode kann so oft wie gewünscht angewendet werden.

Probleme: Der Penis wackelt an seiner Wurzel und fühlt sich kühl an. Außerdem darf eine Erektion nicht länger als 30 Minuten aufrechterhalten werden, um organische Schäden zu vermeiden.

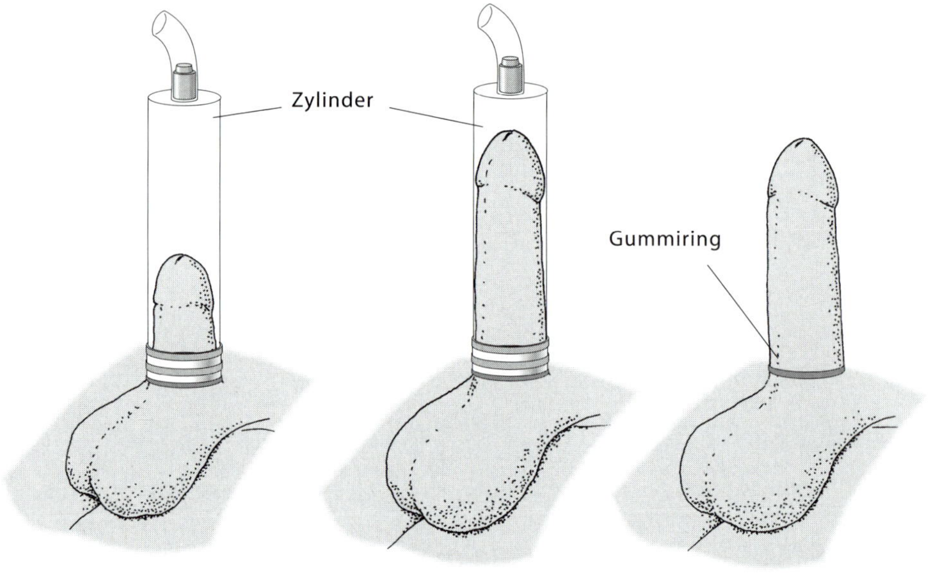

Abb. 5 > Vakuum-Erektionshilfe: Per Unterdruck strömt mehr venöses Blut in den Penis. Der Gummiring verhindert den Abstrom.

K. O. für Ständer-Tropfen

Weil es Viagra & Co. nur auf Rezept gibt, blüht der Wildwuchs mit angeblichen Potenzmitteln, die im besten Fall unwirksam sind.

Im August 2004 unterzog das Magazin Ökotest 33 frei verkäufliche Mittel gegen Potenzprobleme einem Labortest. Das wahrhaft niederschmetternde Ergebnis: Die Noten reichten nur von «mangelhaft» bis «ungenügend» – also: Schulnote sechs, setzen. Klangvolle Namen wie «Penis Kraft Dragees», «Voodoo Ekstase Cocktail» oder «Intercost Ständer-Tropfen» bringen verlorene Manneskraft nicht zurück, sondern allenfalls steigende Einnahmen für die Anbieter. Im Fall von Afrodor 2000 fehlen laut Ökotest sogar jegliche Warnhinweise, obwohl die enthaltene Substanz Acecarbromal durch Bromidabspaltung bei wiederholter Anwendung zu Nebenwirkungen wie Gedächtnisstörungen bis Bromakne führen kann.

Besondere Verlockungen lauern im Internet:

- Unzählige Websites bieten Viagra, Cialis und Levitra ohne Rezept an, was erstens illegal und zweitens gefährlich ist: Man kann sich nie sicher sein, ob man nicht einer Fälschung aufsitzt, die entweder gar keinen, weniger oder zu viel Wirkstoff enthält, im schlimmsten Fall sogar andere gefährliche Substanzen.
- Mitunter werden auch pflanzliche Potenzmittel «ohne Nebenwirkungen» angeboten. Der «Spiegel» berichtete im September 2004 von Untersuchungen des niederländischen Nationalen Instituts für Öffentliche Gesundheit und Umwelt. Danach stecken der Viagrawirkstoff Sildenafil oder Imitate davon in vielen rezeptfreien Potenzmitteln. Die Mittel würden als traditionelle chinesische Medizin verkauft. Sie seien jedoch keinesfalls rein pflanzlich, sondern in Wahrheit verschreibungspflichtige Medikamente.

Die betreffenden Produkte seien in den Niederlanden in Coffee-Shops erhältlich. Man könne sie aber auch in Sex-Shops oder im Internet erstehen – und damit auch auf dem deutschen Markt. Fatale Auswirkungen könnten diese Mittel insbesondere für Herzpatienten haben, die wegen der Einnahme nitrathaltiger Medikamente die Finger von Viagra lassen müssen.

Prickelndes Vergnügen: Reizstrom-Elektroden

Zwei Hautelektroden werden am Penisschaft befestigt, das Stimulationsgerät – so groß wie eine Zigarettenschachtel – kommt in die Hosentasche. Nun können fünfmal täglich für je 20 Minuten mit einer Frequenz von 10 bis 30 Hertz die Schwellkörper trainiert werden. Damit eine eventuelle Erektion in der Hose nicht abgeknickt wird, sollte der Penis dazu nach oben zeigend gelagert sein.

Stromaufwärts: *Mit einer Frequenz von 10 bis 30 Hertz werden fünfmal täglich die Schwellkörper trainiert.*

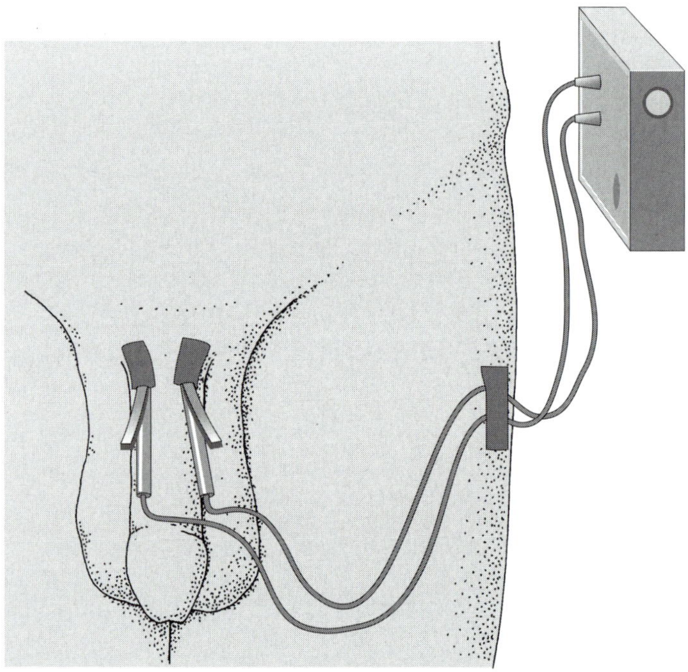

Abb. 6 > Reizstrom-Elektroden: Über zwei Oberflächenelektroden wird ein angenehmer Strom verabreicht, der zu einer Stärkung der kavernösen Muskulatur führt.

Umleitung: Operation von Blutgefäßen

Manchmal kann ein angeborenes Fehlen oder die ungenügende Ausbildung von Arterien im Penis die Ursache für Impotenz sein. Es sind meist junge Männer, die sich mit diesem Krankheitsbild und dem Problem «Impotenz» beim Arzt vorstellen. Aber auch erworbene Gefäßverletzungen – etwa durch Operationen im Becken- oder Dammbereich – können zu Impotenz führen. In diesen Fällen können Gefäße chirurgisch umgeleitet werden. Der Penis bekommt dann aus mehreren Quellen Blut. Existiert dagegen ein Leck im Venensystem des Penis, wodurch das Blut zu schnell aus den Schwellkörpern abfließt, kann es ebenfalls chirurgisch abgedichtet werden. Die Langzeitergebnisse sind bislang allerdings nicht befriedigend.

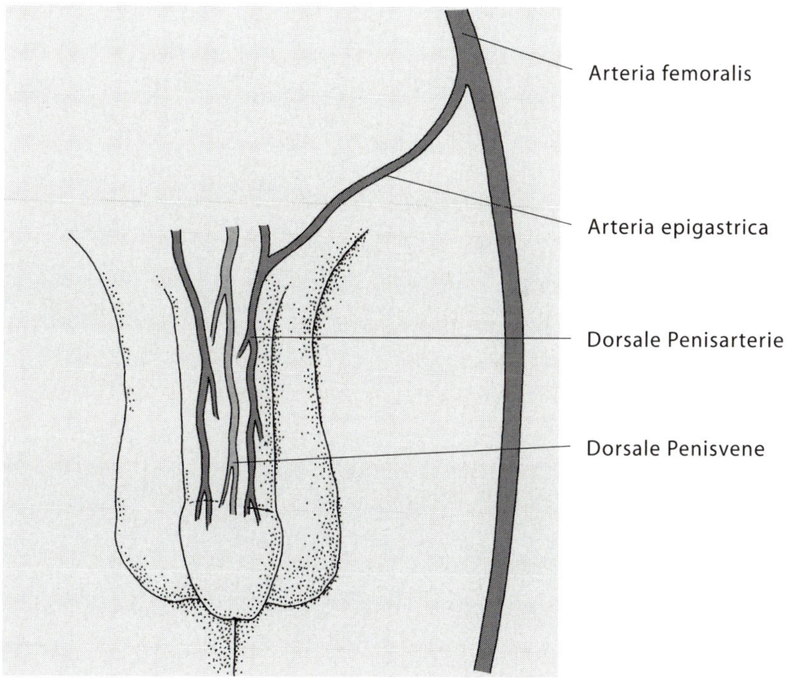

Abb. 7 > Neue Gefäße: Bei der Revaskularisationschirurgie wird eine Muskelarterie (Arteria epigastrica) an die Penisarterie angeschlossen. So kann vermehrt sauerstoffreiches Blut in den Penis strömen.

Penisimplantate – für besondere Härtefälle

Wenn das Schwellkörpergewebe irreversibel zerstört ist, bei chronischen Erektionsproblemen und wenn alle anderen Behandlungen fehlgeschlagen sind, kann man operativ Implantate in die Penis-Schwellkörper einsetzen. Es gibt verschiedene Varianten:

Flexibles Implantat: Es besteht aus einem Paar flexibler Silikonstäbe, die mit der Hand nach oben oder nach unten gebogen werden können.

Problem: Bei dieser Ausführung bleibt der Penis immer halbwegs erigiert.

Hydraulisches Implantat: Es besteht aus einem Paar hohler Stäbe, einem Behälter mit Salzlösung und einer Pumpe. All das wird unter der Haut versteckt. Braucht man eine Erektion, drückt man einfach den Hodensack, und der Penis wird größer. Nach getaner Arbeit läuft die Flüssigkeit in den Tank zurück, die Erektion verschwindet.

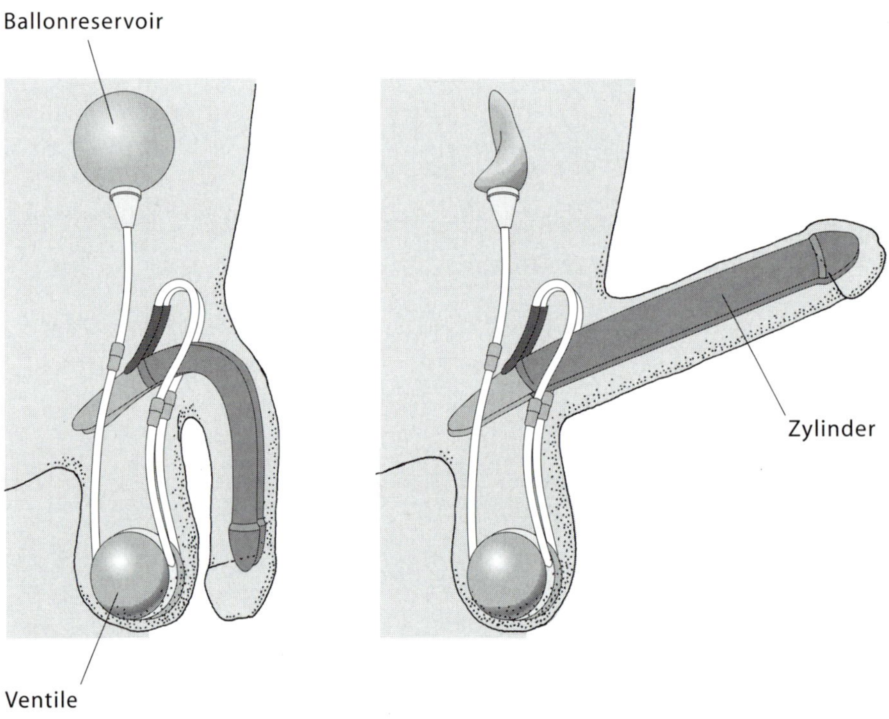

Abb. 8 > Penisimplantat: Bei dem dreiteiligen hydraulischen Implantat kann der Betroffene bei Bedarf den Mechanismus aktivieren.

Probleme: In seltenen Fällen treten Infektionen auf, die aber mit Antibiotika rasch behandelt werden können. Außerdem kann das Implantat nach außen wandern.

Sex-Food: Heißmacher aus der Natur

Fast jedem mehr oder minder exotischen Nahrungsmittel ist schon eine erotisierende Wirkung nachgesagt worden. Meist hilft dabei vor allem der Glaube weiter. Hier eine kleine Auswahl leckerer Scharfmacher.

Schlüpfriges Vergnügen: Austern

Austern sind eine der besten Zinkquellen. Eine einzige Auster deckt spielend den männlichen Tagesbedarf von 15 Milligramm Zink. Die Bedeutung dieses Spurenelements für die Bildung von Testosteron und Spermien ist wissenschaftlich erwiesen. Pro Ejakulation werden fünf Milligramm Zink verbraucht. Weitere Quellen für Zink: andere Meeresfrüchte, Linsen, Mais, Paprika, Sauerkraut, Spargel und Zwiebeln.

Grüne Hoffnung: Kräuter der Lust

Die ätherischen Öle von Basilikum, Petersilie und Ingwer steigern die Durchblutung der Beckenregion, sie sollen die Harnröhre reizen und so sogar Erektionen verursachen.

Scharf macht scharf: *Chili heizt buchstäblich auf, das Becken und die Sexualorgane werden stärker durchblutet.*

Feuriges Chili

Auf den starken Reiz des Pfeffer-Wirkstoffs Capsaicin reagiert das Gehirn mit der Ausschüttung von Glückshormonen, lautet eine Erklärung. Die andere: Bringt den Kreislauf in Schwung und regt auch die Durchblutung des Beckens und der Sexualorgane an.

Aus dem nassen Element: Fisch und Meeresfrüchte

Fisch-Eiweiß ist reich an Arginin. Diese Aminosäure bescherte männlichen Ratten in Untersuchungen um 30 Prozent härtere Erektionen. Erklärung der Forscher: Arginin entspannt die glatte Penis-Muskulatur und verbessert dadurch den Blutzufluss in die Schwellkörper. Außerdem enthalten Meeresfrüchte und Seefisch viel Jod, das die Schilddrüse zur Herstellung ihrer Hormone braucht. Sind nicht ausreichend Schilddrüsenhormone vorhanden, fühlt man sich müde und schlapp.

Aromatischer Weckruf: Kaffee

Sein Koffein wirkt als Wachmacher auf das zentrale Nervensystem, eine konkret erektionsfördernde Wirkung ist wissenschaftlich nicht erhärtet.

Zarte Versuchung: Schokolade

Britische Forscher fanden heraus, dass Schokolade Phenylethylamin enthält. Diese psychoaktive Substanz soll Liebes- und Glücksgefühle auslösen können.

Verlockender Duft: Sellerie

Enthält eine Substanz, die dem männlichen Hormon Androsteron verwandt ist. Wissenschaftler meinen, dass er über die Haut verdunstet und auf Frauen wie ein Sexuallockstoff wirkt.

Bärenstark durch Spinat

Popeyes Leibspeise liefert reichlich Mangan, das Spurenelement, das an der Produktion von Testosteron beteiligt ist. Und Letzteres regt außer Muskelwachstum bekanntermaßen auch die sexuelle Lust an. Weitere gute Quellen: Weißkohl, Nüsse, Hülsenfrüchte, Vollkornprodukte, Erdbeeren, Melonen und Mangos.

Schlappmacher aus der Apotheke

Impotenz entsteht auch als Nebenwirkung auf Rezept – fragen Sie bei Verdacht Ihren Arzt oder Apotheker.

Es gibt die erste wirksame Pille für die Erektion: Viagra – und eine ganze Menge Arzneimittel, die das Gegenteil bewirken. In der Tabelle (s. u.) finden Sie die wichtigsten Medikamente, die eine Erektion gefährden können. Wenn Ihr Medikament nicht aufgeführt ist, Sie es aber trotzdem im Verdacht haben: Werfen Sie einen Blick auf die Nebenwirkungen im Beipackzettel – steht dort etwas von erektiler oder sexueller Dysfunktion, Impotenz, Libidoverlust, Erektionsstörungen, Abnahme der sexuellen Appetenz o. Ä., könnten die Pillen, Kapseln oder Tropfen schuld sein, wenn Ihr Penis seinen Dienst verweigert.

Vorsicht: Selbst wenn sich der Verdacht bestätigt, setzen Sie ein Medikament bitte nie ohne Rücksprache mit Ihrem Arzt ab – er kennt sicher eine passende Alternative für Sie.

Medikamente als Potenzkiller

Was wirkt, kann als Nebenwirkung Ihre Erektionen stören.

Hauptwirkung	Medikamentennamen
Blutdrucksenker	Catapresan, Presinol, Serpasil u. a.
Harntreibende Mittel (Diuretika)	Hygroton, Aldactone, Aldopur u. a.
Herzmedikamente	Lanicor, Isoptin, Rythmodul u. a.
Magen-Darm-Mittel	Zantic, Pepdul, Tagamet u. a.
Neuroleptika	Haldol, Imap, Melleril u. a.
Antidepressiva	Noveril, Stangyl, Saroten u. a.
Beruhigungsmittel	Adumbran, Valium, Dalmadorm u. a.
Stimmungsaufheller	Pervitin u. a.
Migränemittel	Ergont, Cafergot, Migränex u. a.
Entzündungshemmer	Indo-ratiopharm, Aspirin, Proxen u. a.
Blutfettsenker	Cedur, Lipo-Merz, Lipanthyl u. a.
Schmerzmittel	Aspirin, ASS, Colfarit, Temagin u. a.

Auf dem Höhepunkt der Lust: Orgasmus und Ejakulation

Nicht mal Fliegen ist schöner …

Point of no return: *Eine kurze Phase – maximal zwei bis drei Sekunden, während der man die Ejakulation kommen fühlt, sie aber nicht mehr verhindern, nicht länger hinauszögern kann.*

Der Orgasmus (griech. orgasmos: lustvolle Erregung) stellt wohl den intensivsten körperlichen Genuss dar, den man erfahren kann. Manuelle oder orale Stimulation des Penis bringt einen Mann schnell (innerhalb weniger Minuten) auf ein erhöhtes Plateau sexueller Erregung. Die Dauer bis zum Erreichen des Orgasmus hängt dann von vielen Faktoren ab, vor allem aber vom Rhythmus und der Intensität der Stimulation. Unmittelbar vor dem Orgasmus entsteht für kurze Zeit das Gefühl, dass eine Ejakulation (lat. ejaculare: hinausschleudern) unausweichlich wird. Wenige Momente später gibt es eine kurze Phase – maximal zwei bis drei Sekunden –, während der man die Ejakulation kommen fühlt, sie aber nicht mehr verhindern, nicht länger hinauszögern kann. Eine Ursache für dieses unausweichliche Gefühl ist das Sammeln der Samenflüssigkeit in dem Harnröhrenabschnitt, der sich im Inneren der Prostata befindet.

Der innere Rhythmus

Der männliche Orgasmus beginnt mit rhythmischen, unwillkürlichen Kontraktionen des gesamten Unterleibs: Samenleiter, Samenblasen, Prostata, Harnleiter, Muskeln an der Peniswurzel und der Penis samt Harnröhre selbst – der Samen transportierende Apparat zieht sich auf der ganzen Länge rhythmisch zusammen und presst die Samenflüssigkeit mit hohem Druck durch die gesamte Länge des Penis. Zwischen den ersten drei bis vier Kontraktionen vergehen jeweils etwa 0,8 Sekunden, die Kontraktionen danach werden schwächer und die Abstände länger. Durch die Kontraktionen wird das Ejakulat in mehreren schnellen Schüben durch die Harnröhre hinausgeschleudert.

Sexuelle Höhepunkte halten jung

Die Lebenserwartung steigt mit der Zahl der Orgasmen, so das Ergebnis einer britischen Studie. Forscher haben 918 Männer aus Südwales seit 1979 beobachtet. Das Sterblichkeitsrisiko war bei Sexmuffeln (weniger als einmal pro Monat) doppelt so hoch wie bei Männern mit mindestens zwei Orgasmen pro Woche. Der Grund für den lebensverlängernden Effekt ist unklar. Trotzdem: «Man sollte ein Präventionsprogramm starten», rät Studienleiter Professor George Davey Smith. Wäre denn vielleicht fünfmal am Tag – wie beim Gemüsekonsum – genug, Herr Professor?

Anzahl der Ejakulationsspritzer: drei bis zehn

Pausen zwischen Ejakulationsausstößen: 0,8 Sekunden

Weiteste medizinisch registrierte Ejakulation: 29,7 Zentimeter

Ejakulationsgeschwindigkeit: bis zu 17 km / h

Feuerwerk der Sinne

Die Kontraktionen der Geschlechtsorgane und die Ejakulation sind die deutlichsten Zeichen des Orgasmus – wenn man von Schreien, Grunzen oder anderen individuellen Mitteilungsformen absieht. In dieses Feuerwerk der Sinne ist aber auch der übrige Körper einbezogen. So kommt es, dass selbst die Schließmuskeln der Harnröhre und des Anus sich im gleichen Rhythmus kontrahieren wie die Geschlechtsorgane. Die Muskeln sind am ganzen Körper stark angespannt, die Atmung geht rascher, Pulsfrequenz und Blutdruck steigen weiter an. Kommt es zum Orgasmus, entlädt sich diese allgemeine Anspannung plötzlich.

Die fünf Phasen der sexuellen Reaktion

Erregungsphase: Ausgelöst durch sexuelle Stimulation, beginnt sich zunächst die Harnröhre zu öffnen, die Schwellkörper füllen sich mit Blut. Der Penis wird groß und steif, die Hoden werden dicht an den Körper herangezogen, die Hodensackhaut verdickt sich.

Plateauphase: Dieses Niveau erhöhter Erregung kann je nach Intensität der Stimulation für längere Zeit gehalten werden. Kurz vor dem Übergang in die Orgasmusphase verfärbt sich die Eichel bläulich, Sekret aus den Cowperschen Drüsen (Sehnsuchtstropfen) tritt aus, der Penis wird noch größer. Die Hoden rotieren nach vorn und nehmen um bis zu 50 Prozent an Größe zu.

Orgasmusphase: Die Samenblasen, die Prostata, der innere Blasenschließmuskel und die Samenleiter ziehen sich zusammen. Auch Penis, Harnröhre und der äußere Analschließmuskel kontrahieren. Durch dieses Zusammenspiel wird die Samenflüssigkeit aus der Harnröhre hinausgeschleudert.

Rückbildungsphase: Die Penisgröße nimmt ab, ist aber immer noch 50 Prozent größer als im Ruhezustand, die Hoden werden kleiner und senken sich ab, der Hodensack wird dünner und glatter. Diese Phase dauert ungefähr genau so lang wie die Erregungs- und Plateauphase.

Erholungsphase: In dieser Zeit ist keine Reaktion auf sexuelle Reize möglich. Diese «Refraktärperiode» kann rund dreißig Minuten dauern und ist bei jüngeren Männern durchschnittlich kürzer als bei älteren.

Durchstarten: Schneller fit für die zweite Runde

Mit zunehmendem Alter wird bei Männern die Refraktärphase – die unfreiwillige Zwangspause nach einem Orgasmus – immer länger. So verkürzen Sie die Wartezeit:

- **Pausieren:** Legen Sie vorher eine abstinente Phase ein, «je häufiger man ejakuliert, desto länger dauert die Refraktärphase», sagt Dr. Dudley Seth Danoff, US-Urologe am Cedars-Sinai Medical Center in Los Angeles.
- **Verkürztes Vorspiel:** Bauen Sie besser mit einem Quickie aufgebaute Spannung ab. Sonst fällt Ihr bestes Stück nach dem Orgasmus in Tiefschlaf.
- **Bewegen:** Damit eine weitere Erektion möglich wird, muss sich die glatte Muskulatur der Schwellkörper wieder entspannen. Bewegung verbessert die Durchblutung, verkürzt so die Wartezeit.
- **Nicht rauchen:** Nikotin verengt die Blutgefäße, das können Sie für eine Erektion überhaupt nicht gebrauchen.
- **Mehr Abwechslung:** Sorgen Sie für neue Reize, denn nur wenn sich die sexuelle Stimulation ändert, ist für ausreichend Erregung gesorgt. Also: neue Stellung, anderer Ort, neues Spielzeug oder zur Not: eine andere Partnerin (s. u.: Der Coolidge-Faktor).
- **Weitermachen:** Ziehen Sie sich nach dem Orgasmus nicht zurück, damit Ihr Penis nicht auf andere Gedanken kommt und schrumpft. Bleibt er in anregender Umgebung und wird durch sanfte Bewegungen der Partnerin weiter stimuliert, kommen Lust und Erektion schnell zurück.

Nicht immer, aber immer öfter – der Coolidge-Faktor

Der damalige US-Präsident Calvin Coolidge besucht mit seiner Frau eine Hühnerfarm. Die First Lady betrachtet den einzigen Hahn unter den vielen Hennen und fragt den Farmer, wie oft der Hahn denn so …? «Ein Dutzend Mal pro Tag, Madam», antwortet dieser. «Sagen Sie das bitte dem Präsidenten», bittet Mrs. Coolidge. Ihr Gatte hakt nach: «Und das macht der Hahn immer mit derselben Henne?» – «Nein, Sir», erwidert der Farmer, «immer mit einer anderen.» Coolidge: «Sagen Sie das bitte meiner Frau.»

Nicht nur einen Orgasmus

Es gibt für Männer keine einzig richtige Art, einen Orgasmus zu erreichen und zu erleben. Bei geschlechtsreifen Männern kommt es – in den meisten Fällen – gleichzeitig mit dem Orgasmus zur Ejakulation des Samens.

Allerdings handelt es sich bei Orgasmus und Ejakulation um zwei verschiedene Vorgänge, die auch getrennt voneinander ablaufen können. Typisches Beispiel: der Orgasmus von Jungen vor der Pubertät. Ihre inneren Geschlechtsorgane sind noch nicht so weit entwickelt, dass sie Samenflüssigkeit produzieren können. Jungen können also auch nicht ejakulieren. Trotzdem können Jungen einen Orgasmus haben.

Doch auch ein geschlechtsreifer Mann kann ohne Ejakulation zum Orgasmus kommen. Genauso gibt es Männer, die ohne Orgasmus ejakulieren können. In beiden Fällen kann oft die Erektion bestehen bleiben, bis ein (weiterer) Orgasmus erreicht ist.

Andere Männer erleben Orgasmen ohne Ejakulation, wenn sie kurz vorher bereits mehrere Ejakulationen hatten. Dann ist vorübergehend die Samenflüssigkeit knapp.

Allerdings ist der so genannte multiple Orgasmus bei Frauen sehr viel häufiger. Doch mit etwas Training können auch Männer den Mehrfach-Orgasmus erlernen.

Multiple Orgasmen: Was will Mann mehr?

Ausgleich in der Verlängerung: *Der Orgasmus eines Mannes dauert im Durchschnitt vier Sekunden, der einer Frau 23 Sekunden. Beherrscht Mann den multiplen Orgasmus, kann er den Rückstand aufholen.*

Dass auch Männer zu mehreren sexuellen Höhepunkten in Folge kommen können, haben die amerikanischen Sexualforscher Dr. William Hartman und Dr. Marilyn Fithian mit mehreren Tests nachgewiesen. Das Geheimnis des mehrfachen Glücks ist es, Orgasmus und Ejakulation zu trennen. Auf diese Weise sollen sogar zehn bis zwölf Höhepunkte nacheinander möglich sein. «Die Ejakulation ist eine mögliche Begleiterscheinung des Orgasmus», erläutert Professor Erwin Haeberle, Leiter des Archivs für Sexualwissenschaft am Berliner Robert-Koch-Institut, «es gibt aber auch ‹trockene› Formen.» Der eigentliche Höhepunkt geht bei vielen Männern dem Samenerguss um einige Sekunden voraus – eine Tatsache, die man beim Training für den multiplen Orgasmus nutzt. Denn es kommt darauf an, die Ejakulation möglichst lange hinauszuzögern, weil Mann nicht beliebig oft ejakulieren kann.

Zuerst Einzeltraining: Masturbieren Sie wie gewohnt (der

Durchschnitts-Mann tut es 1,6-mal pro Woche), nur sanfter. Die Kunst besteht darin, den Moment unmittelbar vor dem Höhepunkt abzupassen – und noch vor der Ejakulation innezuhalten. Das Timing hängt von Sekunden ab, daher braucht es etwas Übung. Nach vier bis sechs Wochen, in denen Sie sich zwei- bis dreimal pro Woche auf diese Weise verwöhnt haben, sollten Sie bereits in der Lage sein, Ihre Ejakulation zu kontrollieren und so Ihren Orgasmus zu multiplizieren.

Hoden herunterziehen: Eine weitere Möglichkeit, die Ejakulation zu unterdrücken, heißt: Hoden runter! Vor der Ejakulation werden die Hoden automatisch an den Körper herangezogen, damit es zum Samenerguss kommen kann. Deshalb klemmen Sie entweder von Beginn an die Hoden zwischen die Beine, oder Sie ziehen sie sanft mit der Hand herunter.

Beruhigend: *Zieht sie im richtigen Moment Ihre Hoden sanft herunter, ist etwa fünfzehn Sekunden später Ihr Penis nicht mehr so empfindlich.*

Gemeinsame Wonnen: Sobald Sie die Ejakulation hinauszögern und den Zeitpunkt beliebig bestimmen können, sollten Sie Ihre Partnerin einweihen. Der Part, den sie übernehmen kann, ist es, im richtigen Moment Ihre Hoden sanft herunterzuziehen. Etwa fünfzehn Sekunden später ist Ihr Penis nicht mehr so empfindlich. Dann beginnt Ihre Partnerin wieder langsam und wird schneller.

Langsam, aber gewaltig: Um einen multiplen Orgasmus zu erreichen, kann man auch eine Form des Geschlechtsverkehrs praktizieren, die «Carezza» oder «Coitus reservatus» genannt wird. Dabei bewegt der Mann seinen Penis nach dem Eindringen in die Vagina nur wenig. Auf diese Weise soll man eine verlängerte Lustphase mit mehreren Orgasmen ohne Ejakulation erreichen können. Meist sind diese Höhepunkte weniger intensiv als sonst. Wechselt man danach aber auf normales Tempo, folgt ein letzter, intensiver Orgasmus, der von einer Ejakulation begleitet wird.

Kein alltägliches Vergnügen: Übrigens, die Untersuchung von Hartman und Fithain zeigte zwar, dass ein männlicher Mehrfach-Orgasmus möglich ist, nicht aber, dass ihn jeder erreichen kann. Ein Trost für alle (Noch-)Einmal-Männer: Eine Befragung der Münchner Gesellschaft für Rationale Psychologie im Auftrag der Zeitschrift «Men's Health» ergab, dass von knapp 3000 Männern nur ein Prozent «häufig und regelmäßig» multiple Orgasmen erlebt. Mal sehen, ob es bald mehr werden.

Der männliche G-Punkt

Auch wenn es vielen Männern unbekannt sein dürfte, es gibt neben dem Penis mindestens eine weitere höchst erogene Zone des männlichen Körpers: die von Erektionsnerven eng umschlungene Prostata. Wie der weibliche G-Punkt umschließt sie die Harnröhre direkt am Blasenausgang. Das einzige «Problem»: Zur Vorsteherdrüse, die unter anderem an der Produktion der Samenflüssigkeit beteiligt ist, gelangt man nur über den Enddarm. In Rückenlage erreicht man selbst oder die Partnerin die walnussgroße Drüse am besten. Der langsam eingeführte Daumen oder Mittelfinger sollte zuerst vorsichtig die vordere Darmwand abtasten, bis die Prostata lokalisiert ist und fest massiert werden kann. Wird dann die Drüse schwach nach unten gerichtet gestreichelt, können Männer einen äußerst intensiven Orgasmus erleben, auch ohne dass ihr Penis berührt wurde. Dabei erfolgt die Ejakulation meist in einem leichten Strom statt mit rhythmischem Samenerguss.

Ladehemmung: Probleme mit Orgasmus und Ejakulation

Auf dem Weg zum Gipfel droht der Absturz. So macht Sex wieder mehr Spaß.

Übermotiviert: Vorzeitige Ejakulation

Lernprozess: *Der Penis muss lernen, dass er sich in der Vagina bewegen kann, ohne zu ejakulieren.*

Ejaculatio praecox, so der medizinische Fachbegriff, ist neben Erektionsstörungen das häufigste sexuelle Problem von Männern. Meistens kommt es schon beim Vorspiel oder beim Einführen des Penis zum Samenerguss – ein für beide Partner befriedigender Beischlaf ist praktisch nicht möglich. In den meisten Fällen gibt es hierfür eine seelische Ursache in Form von Nervosität, Ängsten, Stress sowie Versagensangst oder Leistungsdruck. Und es kann eine Rolle spielen, wie lange das letzte Mal zurückliegt. Seltener kommen auch organische Ursachen infrage. «So kann zum Beispiel eine Überfunktion der Schilddrüse zum vorzeitigen

Orgasmus führen», sagt der Arzt Dr. Haydar Karatepe vom Sexualmedizinischen Zentrum in Frankfurt.

Abhilfe: Ist das Problem im Kopf angesiedelt, kann man mit der so genannten Start-Stopp-Technik trainieren, seinen Ejakulationsreflex zu kontrollieren. Masturbieren Sie – zuerst allein, später mit Partnerin –, und stoppen Sie kurz vor dem Höhepunkt. Drücken Sie dabei auf das Vorhautbändchen. Halten Sie kurz inne – bis die Spannung nachlässt –, und machen Sie dann weiter. Das Ganze wird drei- bis viermal wiederholt und mit einem Samenerguss abgeschlossen. Beherrschen Sie diese Technik, folgt der zweite Schritt – das Training während des Geschlechtsverkehrs: «Der Penis muss lernen, dass er sich in der Vagina bewegen kann, ohne zu ejakulieren», rät der Münchner Psychologe und Autor Dr. Paul Kochenstein. Der Penis «soll nach dem Einführen zunächst ein paarmal so weit schrumpfen, dass er beinahe herausfloppt», so der Experte. Das heißt schrumpfen lassen, ausfahren, schrumpfen lassen usw. Dazu dürfen anfangs keinerlei Bewegungen ausgeführt werden, die den Penis zum Ejakulieren reizen und den Orgasmus auslösen können. «Auf diese Weise wird der orgastische Reflex ‹dekonditioniert›», erklärt Kochenstein.

Krisenmanagement: *Es ist nicht immer eine Katastrophe, wenn der Mann mal (wieder) Erster ist. Denn dann kann er sich voll und ganz auf seine Partnerin konzentrieren, mit Hand und Zunge. Allerdings: Einschlafen gilt nicht ...*

Unterstützende Maßnahmen: In manchen Fällen können auch psychisch wirksame Medikamente oder betäubende Cremes das beschriebene Training unterstützen und die Versagensangst erfolgreich bekämpfen:

Sertralin: Neuere Antidepressiva mit dem Wirkstoff Sertralin (z. B. Gladem, Zoloft) können die Zeit bis zum Samenerguss auf mehr als das Sechsfache steigern – im Schnitt von 0,9 auf 6 Minuten. Die Wirkungsweise ist noch nicht geklärt. Klar ist aber, «dass diese Wirkstoffe Ängste abbauen», beschreibt Dr. Karatepe den Schlüssel zum Erfolg. Bereits nach zwei Wochen sind erste Erfolge zu beobachten, so der Experte. Da eine niedrige Dosis genügt, sind Nebenwirkungen wie Müdigkeit selten. Und: Eine koreanische Studie konnte zeigen, dass Sertralin sogar hilft, wenn es nur bei Bedarf – vier bis acht Stunden vor dem Sex – eingenommen wird.

Neue Sicherheit: Schlägt die Therapie an, weicht die Versagensangst nach einiger Zeit einer neuen Sicherheit. «Eine tolle Erfahrung für Betroffene», so Karatepe, «wenn das männliche Selbstwertgefühl zurückkehrt.» Die positive Folge: In Absprache mit dem Arzt kann dann die Dosierung des Antidepressivums in kleinen Schritten meist bis auf null reduziert werden.

Ausgebremst: Jeder vierte Mann wurde nach der Einnahme von Fluoxetin sehr müde, fünf Prozent konnten gar nicht mehr ejakulieren.

Paroxetin: Antidepressiva mit dem Wirkstoff Paroxetin (z. B. Seroxat, Tagonis) haben bei 90 Prozent von 32 untersuchten Männern die erwünschte Wirkung erzielt: Sie konnten 15 bis 20 Minuten lang Geschlechtsverkehr haben, ohne vorzeitig zu ejakulieren, so das Ergebnis einer Studie des italienischen Urologen G. M. Ludovico. Die Nebenwirkungen, Schläfrigkeit und milde sensorische Störungen, verschwanden nach zwei bis drei Wochen. Aber: Zwei bis drei Wochen nach Absetzen der Substanz schwand auch die erwünschte Wirkung.

Fluoxetin: Auch das Antidepressivum Fluctin (in den USA als Prozac populär) mit dem Wirkstoff Fluoxetin kann in 80 Prozent der Fälle die Ejakulation verzögern, laut einer Studie mit 40 Probanden, die im «Journal of Urology» erschien. Allerdings sind die möglichen Nebenwirkungen bei fast jedem Zweiten für Sex recht ungünstig: Denn 15 Prozent der Männer hatten nach Fluoxetin-Einnahme keine Lust mehr, 25 Prozent wurden sehr müde, und fünf Prozent konnten gar nicht mehr ejakulieren.

Lidocain / Prilocain: Emla, eine rezeptfrei erhältliche Creme mit den Wirkstoffen Lidocain und Prilocain, hat neun von zehn getesteten Kanadiern geholfen, ihren Höhepunkt um 10 bis 20 Minuten hinauszuzögern. Im Auftrag der Universität Toronto trugen die Testmänner die Betäubungs-Creme auf Eichel und Penis auf und zogen dann ein Kondom darüber, um eine Übertragung des Anästhetikums auf die Partnerin zu vermeiden. Das Medikament konnte dem Ejakulationsdruck des zehnten Kandidaten allerdings nicht standhalten.

In Apotheken ist mittlerweile das Kondom Durex Performa erhältlich, dessen Gleitmittel das Lokalanästhetikum Benzocain enthält.

ACHTUNG: Schmerzhafte Zwangspause

Wenn im ungeeignetsten Moment die Schwiegereltern vor der Tür stehen: Ein abrupter Stopp kurz vor dem Höhepunkt kann Schmerzen verursachen. Wenn keine Ejakulation erfolgt und die sexuelle Erregung anhält, kann die daraus resultierende Verstopfung der Samenkanälchen einen dumpfen Schmerz erzeugen, der mit Muskelkater vergleichbar ist.

Kaltstart: Kein Orgasmus, keine Ejakulation

Auch das ist möglich: Lust, Erektion, Partnerin und Gelegenheit sind vorhanden, doch trotz intensiver Bemühungen können Sie nicht zum Höhepunkt kommen. Zu viel Alkohol ist eine mögliche Ursache, eine andere ist zu viel Stress. Doch wer nach beherztem Ackern trotz guten Willens wiederholt nicht oder erst nach einer halben Ewigkeit zum Höhepunkt kommen kann, hat ein Problem. Medizinisch wird es Ejaculatio retarda genannt.

Ursachenforschung: Gibt es auch bei der Selbstbefriedigung Probleme, sind oft Medikamente (Antidepressiva, Blutdruckmittel und Arzneien gegen Allergien) schuld. Funktioniert dagegen das Masturbieren problemlos, ist eine psychische Ursache wahrscheinlich. So empfinden manche Männer aus einer frühkindlichen Erfahrung heraus den Samenerguss als etwas Gefährliches. Oft stecken auch Ängste wie die, eine Schwangerschaft zu verursachen (dann hilft häufig ein Kondom) oder eine zu feste Bindung zur Partnerin einzugehen, dahinter.

Abhilfe: Sprechen Sie mit Ihrer Partnerin darüber, masturbieren Sie in ihrer Gegenwart. Als nächsten Schritt können Sie ihre Hände beim Onanieren führen. Wenn Sie so weit sind, haben Sie das Gröbste überstanden. Die nächsten Male können Sie beim manuellen Sex den Penis

Nur markiert: Vorgetäuschter Orgasmus

Der sexuelle Höhepunkt ist nicht immer zu erreichen. Um den Partner nicht zu verunsichern, wird dann schon mal geschwindelt.
Erwartungsgemäß liegen Frauen in dieser Disziplin vorn. Doch offenbar hat auch fast jeder dritte Mann damit Erfahrungen:

Häufigkeit vorgetäuschter Orgasmen	Frauen	Männer
meistens	8	–
manchmal	27	9
selten	25	20
nie	40	71

Basis: 2749 befragte Leser und Leserinnen (Quelle: «Men's Health», März 1998; «Allegra», März 1998)

immer näher an die Vagina Ihrer Partnerin bewegen, bis Sie ihn angstfrei einführen können. Außerdem: Benutzen Sie gegebenenfalls Gleitmittel.

Mundfaul: Kein Orgasmus bei Fellatio

Manch ein Mann hat Probleme, zum Orgasmus zu kommen, wenn er oral verwöhnt wird. Das kann daran liegen, dass der Druck im Mund der Partnerin nicht stimmt, der Penis nicht stark genug gereizt wird. Oft genügt es dann, wenn die Partnerin den Penis zusätzlich mit der Hand stimuliert. Auch Kontrollverlust, weil man die Frau «machen lässt», kann die Ursache sein. In diesem Fall können Sie ja ebenfalls frontal angreifen, und zwar mit der 69er-Stellung. Oral befriedigen und befriedigen lassen lautet dann die Devise, und zwar gleichzeitig.

Fehlender Kick: Kein Orgasmus trotz Ejakulation

Alles ist wie immer: Sie haben eine Erektion und kommen beim Sex wie gewohnt zur Ejakulation – nur das Gefühl des Höhepunktes bleibt aus. Ursache ist in solchen Fällen meist eine seelische Blockade. Ist z. B. eine neue Partnerin zu fremd, können sich Hemmungen einschleichen.

Abhilfe: Mit etwas Zeit und Nähe kommt aber meist das Vertrauen zurück. Tritt das Problem dagegen in einer langjährigen Beziehung auf, kann man sich auf eine Zeitspanne ohne Sex einigen. Denn Verbote haben ihren Reiz. Man sollte sich dabei aber körperlich nicht ganz aus dem Weg gehen, sondern sich viel Zeit für Zärtlichkeiten in jedweder Form nehmen – Ausnahme: Sex. Leistungsdruck, Versagensängste oder auch einfach langweilige Routine sollten dadurch langsam schwinden. Danach verhält man sich am besten wie nach einer Fastenkur: langsam die Dosis steigern. Mit frisch sensibilisierten Nerven lassen sich die erogenen Zonen der Körper bestens erkunden.

Wem die schönste Hauptsache der Welt trotzdem nicht wieder widerfährt, bei dem liegt das Problem tiefer. Medizinisch spricht man in diesem Fall von einer Anorgasmie. Eine Therapie durch einen Sexualtherapeuten ist ratsam und wahrscheinlich unumgänglich.

Quälende Erreger: Schmerzhafte Ejakulation

Sie hatten in letzter Zeit Brennen beim Wasserlassen, dann fiel Ihnen klarer oder weißlich bis gelblich eitriger Ausfluss aus der Harnröhre auf,

Auf Eis gelegt: *Zur Schmerzlinderung hilft es, einen Eisbeutel in ein Tuch zu wickeln und zwischen Penis und Hoden zu legen.*

und nun haben Sie Schmerzen bei der Ejakulation? Hoffentlich haben Sie ein Kondom benutzt, um Ihre Partnerin nicht anzustecken. Denn hinter diesen Beschwerden kann sich eine bakterielle Entzündung der Harnröhre oder der Prostata verbergen.

Abhilfe: «Zur Schmerzlinderung hilft es, einen Eisbeutel in ein Tuch zu wickeln und zwischen Penis und Hoden zu legen», rät Professor Hans-Udo Eickenberg. «Bei der nächsten Gelegenheit sollte der Urologe aufgesucht werden, um einen Infekt abzuklären», sagt der Chefarzt der Urologie des Franziskus-Hospitals in Bielefeld. Wird die zugrunde liegende Erkrankung behandelt, bessern sich auch die Symptome.

Druckschwankungen: Spärliches Tröpfeln

Es kommt vor, dass der Samenerguss weniger üppig ausfällt und/oder das Sperma beim Höhepunkt nur tröpfelnd aus der Harnröhre kommt. Mit zunehmendem Alter kann das vermehrt auftreten. Bei älteren Männern kann es sogar vorkommen, dass gar keine Ejakulation eintritt, wohl aber ein Orgasmus. Doch auch Medikamente, insbesondere Psychopharmaka, können zur Verminderung des Ejakulatvolumens, des Ejakulationsdrucks oder zum Ausbleiben des Samenergusses führen – Auskunft gibt der Beipackzettel oder Ihr Arzt, der auch Alternativen kennt.

Rückschlag: Orgasmus ohne Ejakulation

Wenn beim Orgasmus die Ejakulation gänzlich ausbleibt, ist diese wahrscheinlich nach hinten losgegangen. Bei einer so genannten «retrograden» Ejakulation sucht der Samen nicht den Weg nach außen, sondern gelangt rückwärts in die Blase. Später verlässt er mit dem Urin den Körper. Auch ein «trockener» Orgasmus ist möglich, bei dem die Samenflüssigkeit erst gar nicht in die hintere Harnröhre transportiert wird.

Ursache können in beiden Fällen Nervenschädigungen sein, die durch Diabetes, chronischen Alkoholismus sowie Operationen im Becken- und Bauchraum (besonders an der Prostata) entstehen. In einigen Fällen können ephedrinhaltige Medikamente wieder zu einer normalen Ejakulation verhelfen.

Spritziges Vergnügen: Das Ejakulat und die Spermien

Also doch: Es zählt nur, was vorn herauskommt.

Die Spermien werden im Innern der Hoden produziert. Von dort aus gelangen sie zu einem weichen, faserreichen Organ, den Nebenhoden, wo die Spermien zur vollen Reife erblühen. Vor dem Orgasmus werden sie in den Samenleiter weitergeleitet. Dieser dünne Schlauch endet unterhalb der Blase in der Harnröhre. Vor dem Transport werden die Spermien mit Flüssigkeit aus der Vorsteherdrüse (Prostata) und den benachbarten Samenbläschen verdünnt. Die so erhaltene Samenflüssigkeit wird bei der Ejakulation direkt in die hintere Harnröhre transportiert und durch Kontraktionen nach draußen befördert. Kontraktionen des inneren Schließmuskels bewirken währenddessen den Verschluss des Blasenausgangs.

Trefferquote: Die Spermienqualität entscheidet über die Fruchtbarkeit

Ein Spermium ist ein kompletter Transportorganismus für genetisches Material, das in 23 Chromosomen im Zellkern enthalten ist. Das Geschlecht des Embryos, der durch die Befruchtung einer Eizelle entsteht, wird durch den Spermientyp auf dem 23. Chromosom bestimmt. Die Hälfte aller Spermien trägt das männliche Y-Chromosom, die andere Hälfte das weibliche X-Chromosom.

Der Bauplan: Der tränenförmige Kopf ist 4,5 Mikrometer (tausendstel Millimeter) lang und hat einen Durchmesser von drei Mikrometern. Er enthält einen Enzymsack, das so genannte Akrosom. Die Enzyme helfen dem Spermium, die Hülle einer Eizelle zu durchdringen, um in das Innere zu gelangen. Der zylindrisch geformte Halsteil ist drei bis fünf Mikrometer lang und einen Mikrometer breit. Darin sind etliche Mitochondrien untergebracht – kleine Kraftwerke, die Fruchtzucker in Energie umwandeln und die Fortbewegung gewährleisten. Das zylindrische Schwanzstück mit einem Durchmesser von 0,5 Mikrometern ist 45 bis 50 Mikrometer lang.

Unterm Mikroskop: Zur Betrachtung genügt ein normales Licht-

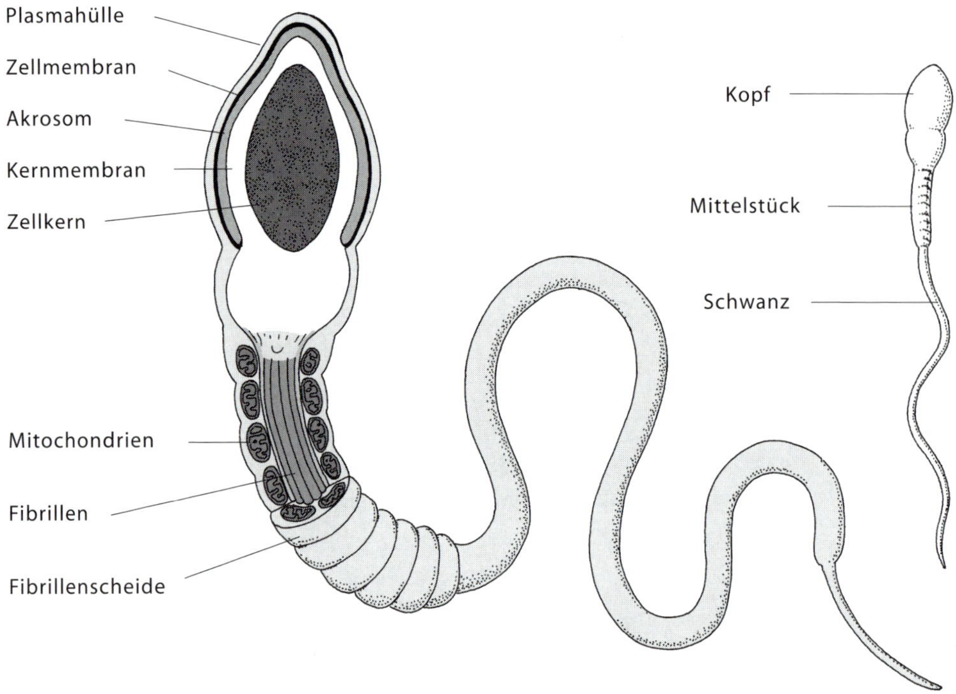

Abb. 9 > Bauplan der Spermien
Der tränenförmige Kopf eines Spermiums enthält im Zellkern einen einfachen Satz von 23 Chromosomen, die das gesamte genetische Material enthalten. Die eine Hälfte aller Spermien trägt als 23. das männliche Y-Chromosom, die andere das weibliche X-Chromosom. Der Zellkern wird vom Akrosom umschlossen, einem Sack, der Enzyme enthält, die dem Spermium helfen, die Hülle einer Eizelle zu durchdringen.
Hals und Schwanz messen zusammen rund 50 Mikrometer. Der Halsteil enthält etliche Mitochondrien – kleine Kraftwerke, die durch die Verbrennung von Fruchtzucker (Fruktose) Energie für die Fortbewegung liefern. Das spitz zulaufende Schwanzende ermöglicht die peitschenhiebähnliche Fortbewegung der Spermien.

mikroskop. Auf gängigen Glasplatten als Objektträgern können Sie Ihre Spermien auch einfach selbst untersuchen.

Die Form: Zum einen sollten Spermien möglichst in Heerscharen auftreten und in ausreichender Zahl normal gebildet sein, das heißt, sie brauchen einen wohlgeformten Kopf, stattlichen Schwanz usw. – wie im richtigen Leben halt.

Die Beweglichkeit: Besonders wichtig ist jedoch die Beweglich-

Top oder Flop? Vergleichsdaten und -fakten zum Sperma

Ejakulatvolumen: 2 bis 6 ml	**Lebensdauer**
Lebensleistung eines Mannes: 30 bis 50 Liter	> im Nebenhoden: rund 30 Tage
Spermienanteil am Ejakulat: 3 bis 5 Prozent	> an der Luft: 4 bis 24 Stunden
Spermienproduktion: 1000 Exemplare pro Sekunde	> in der Vagina: einige Stunden*
	> im Gebärmutterhals: bis zu sieben Tagen
Tagesproduktion: bis zu 100 Millionen Stück	**Kalorien pro Ejakulat:** 5 kcal
Spermienzahl pro Männerleben: 350 bis 500 Milliarden	**Hauptbestandteil:** Fruchtzucker
	Eiweißgehalt: ca. 6 mg/Ejakulat
Ausstoß pro Ejakulat: bis zu 600 Millionen	**Zinkgehalt:** bis zu 5 mg/Ejakulat
Spermien pro ml: 20 bis 120 Millionen	**pH-Wert:** 5,5 bis 8,5
Mindestmenge für Befruchtung: 20 Millionen pro ml	**Konsistenz**: gelartig
	Zeit bis zur Verflüssigung: 5 bis 20 Minuten
Minimum beweglicher Spermien: 50 bis 60 Prozent	**Ejakulationsgeschwindigkeit:** ca. 17 km/h
	größte registrierte Ejakulationsweite: 29,7 Zentimeter
Spermienlänge: 0,06 mm	
Schwanzschläge pro cm: etwa 800	**Farbe:** weiß, gelblich, grau
Reisegeschwindigkeit: 3 bis 4 mm pro Minute	**Geruch:** Kastanienblüte
Reifedauer: 75 bis 85 Tage	**Geschmack:** neutral, salzig, milchig, nussig

* Die Lebensdauer in der Vagina hängt von vielen Faktoren ab, daher können die Werte stark variieren.

Zählbarer Erfolg: *Ein gesunder Mann hat zu jeder Zeit zwischen zwei und drei Milliarden Spermien in unterschiedlichen Produktionsstadien.*

keit der Spermien. Sie sollten im Interesse Ihres genetischen Fortbestehens ein genaues Ziel vor Augen haben und dieses auch gnadenlos verfolgen. Mit faul im Saft herumliegenden, lahm kriechenden, sich im Kreis drehenden, geriatrisch zitternden und pendelnden Spermien bleiben Ihre Erbanlagen im doppelten Wortsinn auf der Strecke.

Im Heimlabor: Sie können Ihr Sperma auch genauer checken – mit einem Sperma-Heimtest, z. B. «Fertilmarq», erhältlich über die Günter Keul GmbH in Steinfurt (*www.keul.de*). (Enthalten sind jeweils zwei Teststreifen, Ejakulatbecher und Spezialkondome, Preis: ca. 40 Euro). Damit können Sie überprüfen, ob Ihre Spermienzahl die WHO-Fertilitätsgrenze von 20 Millionen pro Milliliter übertrifft. Darüber hinaus können Sie die Lebensfähigkeit sowie den Prozentsatz unbeweglicher Spermien ermitteln. Endgültige Klarheit über die eigene Fruchtbarkeit kann dieser Test alleine jedoch nicht bieten.

Zahlenmäßig überlegen: Woher kommt das beste Sperma?

Das Hoch im Norden: *Das beste Sperma kommt aus Finnland, wo 90 Prozent der Männer Spermien von höchster Qualität produzieren.*

Dicke Dinger: Schauen Sie sich die Größe Ihrer Hoden an. Je größer die Produktionsstätte der Spermien, desto höher der Output. Männer mit größeren Hoden produzieren mehr Spermien – und neigen eher zu Seitensprüngen.

Bauern: Landmänner scheinen robuster zu sein als Städter: In London werden 70 Prozent der Männer, die sich als Samenspender bewerben, abgelehnt, dagegen fallen nur 40 Prozent der Männer aus ländlichen Gegenden beim Qualitätstest durch.

Finnen: Das beste Sperma kommt aus Finnland, wo 90 Prozent der Männer Spermien von höchster Qualität produzieren.

Konditionsprobleme: Können Spermien knapp werden?

Sexuell aktive Männer haben nichts zu befürchten: Egal, wie verschwenderisch Sie mit den edlen Tröpfchen umgehen, sie werden nicht versiegen. Denn Ihre Hoden werden unter normalen Umständen ein Leben lang Spermien produzieren, und Ihre Drüsen werden beständig für Samenflüssigkeit sorgen.

Allerdings kann das Sperma vorübergehend knapp werden: Studenten masturbierten im Rahmen einer Untersuchung zwei Tage lang alle acht Stunden. Ergebnis: Das durchschnittliche Volumen nahm mit jedem Ejakulat um 50 Prozent ab, nach zwei Tagen kamen nur noch Tröpfchen. Die Studenten mussten drei Tage enthaltsam sein, bevor sie wieder einen Teelöffel voll bekamen.

Verräterisch bunt: Was die Spermafarbe verrät

Verfärbungen im Ejakulat können vor Krankheiten warnen.

Weiße Unschuld: Das ist die richtige, gesunde Farbe (macht sich besonders gut auf blauen Kleidern). Übrigens: Die klare Flüssigkeit, die vor der Ejakulation austritt, stammt aus den Cowperschen Drüsen. Diese so genannten Lusttropfen können aber schon Samenzellen enthalten.

Gelbe Gefahr: Ist der Blasenschließmuskel geschwächt, kann Urin ins Sperma gelangen. Geschieht dies regelmäßig, sollte sich das ein Urologe genau anschauen. Es könnte sich um eine Störung des Nervs handeln, der zum Blasenschließmuskel führt.

Braune Brühe: Wirkt das Sperma gelblich bis bräunlich und «erinnert das Aussehen des Samens an Eiter, sollte der Betroffene auf jeden Fall die Vorsteherdrüse und Samenblasen untersuchen lassen», empfiehlt der Hamburger Urologe Professor Hartmut Porst.
Rotes Risiko: Rotbraune Spuren weisen auf Blut hin. Keine Panik, das kommt vor. Vermutlich ist nur eine kleine Ader in der Prostata geplatzt (bei Männern ab 40 häufig). Besteht das Problem mehrere Tage, sollten Sie zum Urologen gehen. Der kann feststellen, ob eine Entzündung, stark erhöhter Blutdruck oder gar Prostatakrebs dahinter steckt.

Mangelnder Biss: Sind die Spermien in Gefahr?

Spätestens seit 1992 dänische Forscher Fachwelt und Öffentlichkeit mit Daten über einen 50-prozentigen Rückgang der Spermienzahlen im Ejakulat von über 15 000 untersuchten Männern aus fünf Kontinenten aufschreckten, ist männliche Fruchtbarkeit keine Selbstverständlichkeit mehr.

Umstrittene Datenlage: Dabei ist – trotz aller Studien und Medienberichte («Müde Spermien», «Spiegel»; «Entmannt durch Gift», «Focus»; und «Haben Karriere-Männer ein schwächeres Sperma», «Bunte») – bis heute unklar, ob der beobachtete Rückgang an befruchtungsfähigen Spermien überhaupt stattfindet: «Es gibt keinen definitiven Nachweis, dass es tatsächlich zu einem Absinken der Spermienzahlen kommt», sagt Professor Bruno Allolio, Endokrinologe an der Universitätsklinik Würzburg. In der Tat ergeben sich die größten Unterschiede der Spermienzahlen beim Vergleich von Messwerten aus den fünfziger Jahren mit aktuellen Zählwerten. Dabei, so Allolio, werden oft jedoch das unterschiedliche Alter und eine nicht standardisierte Enthaltsamkeit der untersuchten Männer vor der Probenahme genauso wenig berücksichtigt wie unterschiedliche Methoden der Aufarbeitung des Ejakulats vor der Untersuchung.

«Keine Studie ist über jeden Zweifel erhaben», sagt Allolio. So ergaben Studien aus Schottland und Frankreich abnehmende Spermienzahlen, während eine neuere US-Studie sogar eine signifikante Zunahme ermittelte.

Panikmache? *Immer wieder geistern neue Studien durch die Medien, die besagen, dass die Spermienqualität dramatisch sinkt. Meist wird dafür eine wachsende Umweltverschmutzung verantwortlich gemacht.*

Ewige Widersprüche: Es scheint, als ob diese Frage noch einige Zeit umstritten bleiben wird. Denn immer wieder geistern neue Studien durch die Medien, die besagen, dass die Spermienqualität dramatisch sinkt. Meist wird dafür eine wachsende Umweltverschmutzung verantwortlich gemacht. Und bald darauf werden gewöhnlich Gegenstimmen laut, die diese Studien mit häufig begründeter Kritik entkräften. Jüngstes Beispiel: Die Spermienkonzentration deutscher Männer soll in den letzten 40 Jahren um bis zu 70 Prozent zurückgegangen sein. Auch Beschaffenheit und Beweglichkeit der Spermien sollen sich verschlechtert haben, so das Ergebnis einer Studie aus dem Jahr 1999 an der Universität Oldenburg, die im Auftrag des Naturschutzbundes WWF durchgeführt wurde. Doch bereits wenige Tage nach Veröffentlichung wurde auch diese Studie – sogar von beteiligten Forschern – als nicht aussagekräftig eingestuft, da es sich um Daten von Männern handelte, die wegen eines begründeten Verdachts auf Unfruchtbarkeit untersucht worden waren.

Klimaschwankungen: Auch andere Faktoren führen zu verwirrenden Ergebnissen. So fand eine US-Forschergruppe um Dr. Harry Fisch vom Zentrum für männliche Reproduktion des Presbyterian Medical Center in New York deutliche Unterschiede der Spermienzahl in Abhängigkeit von der geographischen Region der untersuchten Männer: Danach brachten Männer aus der Hitze Kaliforniens mit rund 73 Millionen Spermien pro Milliliter Ejakulat die niedrigste Menge ins Reagenzglas, während Männer aus dem kühlen New York durchschnittlich mehr als 131 Millionen ablieferten.

Hitze schadet: Dass erhöhte Temperaturen die Spermienqualität beeinträchtigen können, ist unumstritten. Der Temperatureffekt und ein veränderter Lebensstil sind nach Ansicht des US-Experten Professor Michael Bedford aus New York die wahrscheinlichsten Ursachen für eine eventuelle Abnahme der Spermienzahlen. Ganz sicher hat sich unser Lebensstil verändert: «Wir sitzen den ganzen Tag im Auto oder am Computer, das kann sich durch steigende Temperaturen in Hoden und Nebenhoden negativ auf die Spermienqualität auswirken», sagt Bedford.

Frühwarnung: Doch selbst wenn sich aus den bisherigen Studien kein tatsächlicher Beweis einer Fruchtbarkeitskrise ableiten lasse und eine Bedrohung durch Umweltchemikalien keineswegs als gesichert gelte, so Allolio, gebe es Besorgnis erregende Tierexperimente, die verstärkte Forschung zur Gefahrenabschätzung notwendig mache. «Wenn wir warten wollen, bis es auch beim Menschen signifikante Beeinträchtigungen gibt, ist die Belastung der Umwelt vielleicht schon zu weit fortgeschritten», sagt Allolio.

Größerer Zusammenhang: Britische Forscher haben vor kurzem mit 1200 beteiligten jungen Männern eine auf drei Jahre angelegte Studie begonnen, in der sie die Ursachen für die Zunahme verschiedener Mängel der männlichen Zeugungsorgane untersuchen wollen. Ihre Frage: Haben der Rückgang der Spermienkonzentration und die in den letzten 20 Jahren beobachtete Verdopplung der Hodenkrebsfälle sowie der Anstieg an Penismissbildungen bei Neugeborenen eine gemeinsame Ursache? «Diese Dinge scheinen alle zusammenzuhängen», erläutert Dr. Stuart Irvine, Gynäkologe am Medical Research Council in Edinburgh, «Jungen mit Hodenhochstand haben später meist eine niedrigere Spermienkonzentration und Probleme mit der Fruchtbarkeit.» Bei der Ursachenforschung will man sich, so Irvine, auf zwei Gebiete konzentrieren: 1. Welche Faktoren können die Entwicklung des männlichen Säuglings stören, und 2. Was kann die Spermienproduktion des erwachsenen Mannes beeinträchtigen?

Frühwarnsystem:
Jungen mit Hodenhochstand haben später meist eine niedrigere Spermienkonzentration und Probleme mit der Fruchtbarkeit.

Kriegslüstern: Der britische Entwicklungsbiologe Robin Baker will eine ganz andere Ursache für die geringe Zahl befruchtungsfähiger Spermien entdeckt haben. Nur ein Prozent der Spermien sei überhaupt für die Befruchtung bestimmt, lautet seine These. Die anderen Samenzellen fungieren als Begleitschutz gegen Konkurrenz vom Nebenbuhler, schreibt Baker in seinem Buch «Krieg der Spermien». Bakers Erkenntnisse fußen auf siebenjährigen Forschungen an der Universität von Manchester. Nachdem er die Samenergüsse zahlloser Männer abgefilmt und im Forschungslabor das komplizierte Zusammenspiel von Spermien verschiedener Herkunft in der Vagina analysiert hatte, war für ihn klar: Trägt eine Frau Samenzellen mehrerer Männer in sich, wird ihre Vagina zum Tummelplatz eines genetischen Ausleseprozesses. Ziel des Gemetzels sei es, den Nachwuchs mit optimalen Erbanlagen auszustatten. Bakers Fazit: «Frauen sind in ihrem Innersten darauf programmiert, sich aus einem breiten Angebot an genetischem Material das Beste auszusuchen.» Etwa zehn Prozent aller Kinder, folgert Baker, hätten einen anderen biologischen Vater als angenommen.

17 Dinge, die Ihre Fruchtbarkeit gefährden

Testosteronmangel: Sind Spermien knapp oder haben sie Defekte, kann das auf zu niedrige Testosteronwerte zurückzuführen sein. In diesem Fall kann eine Zufuhr des Männlichkeitshormons Abhilfe schaffen.

Gleitmittel: Göttinger Reproduktionsmediziner haben gängige Gleitmittel auf ihre Samen schädigende Wirkung untersucht. Bis auf ein Wundöl (Granugenol) aus der Apotheke machten alle Mittel die Samen unbeweglicher.

Ausrutscher: *Bis auf eine Ausnahme machten alle untersuchten Gleitmittel die Spermien unbeweglicher.*

Arzneimittel: Viele Medikamente gegen Magengeschwüre, erhöhten Blutdruck, entzündliche Darmerkrankungen und Herzrhythmusstörungen sowie diverse Antidepressiva und Beruhigungsmittel senken die Spermienqualität und -anzahl ebenso wie eine Reihe von Antibiotika, Blutfettsenkern, Gichtmitteln, Schmerzmitteln und Cortisonpräparaten sowie sämtliche Hormone und hormonell aktiven Substanzen. Werden dagegen nur unreife Spermien gebildet, kann das an Mitteln gegen Blasenentzündungen, einigen Betablockern oder Antiepileptika (alle) liegen. Aufklärung bietet der Beipackzettel oder der behandelnde Arzt, der auch Ausweichpräparate finden kann.

Hülsenfrüchtchen: *Bei Bodybuildern beliebte Steroidhormone können im Extremfall die Hoden auf Erbsengröße schrumpfen lassen.*

Anabolika: Die bei Bodybuildern beliebten Steroidhormone können im Extremfall «die Hoden auf Erbsengröße schrumpfen lassen», so der US-Autor und -Urologe Dr. Dudley Seth vom Cedars-Sinai Medical Center in Los Angeles. Und damit sinkt auch die Spermienproduktion auf ein Minimum.

Krebsbehandlung: Chemotherapie und Bestrahlung können die Fruchtbarkeit nachhaltig senken. Wer danach eventuell noch Vater werden will, sollte zuvor unbedingt ein Spermiendepot in einer Samenbank anlegen. Damit ist später zu jedem Zeitpunkt zumindest eine künstliche Befruchtung möglich.

Rauchen und Alkohol: Nikotin behindert die Spermien im Reifungsprozess. Alkohol verringert die Testosteronausschüttung und beschleunigt dessen Abbau in der Leber.

Marihuana: Cannabinoide aus Marihuana ähneln bestimmten menschlichen Botenstoffen, die bei der Befruchtung der Eizelle durch die Spermien zum Einsatz kommen. Das haben US-Forscher von der Universität Buffalo herausgefunden. Werden diese natürlichen Botenstoffe (Anandamide) verdrängt, wird die Bildung von Enzymen gestört, die von den Spermien zum Durchdringen der Eizellhülle gebraucht werden.

Zu viel Fisch: Wer viermal pro Woche oder öfter Fisch isst, kann durch das aufgenommene Quecksilber die Qualität und Menge seiner Spermien derart vermindern, dass die Fruchtbarkeit leidet.

Pestizide: In einer niederländischen Studie sank die Erfolgsrate einer künstlichen Befruchtung um 48 bis 78 Prozent, wenn das Sperma von Männern stammte, die bei der Arbeit Pestiziden ausgesetzt waren. Zu Berufen mit hoher Pestizidbelastung gehören Obst-, Gemüse- und Blumenanbau, Bauarbeit, Tierzucht und Gartenarbeit.

Lösungsmittel: Nur 17 Prozent der Arbeiter einer Gummifabrik in Mexiko hatten gesundes Sperma, wenn sie bei ihrer Arbeit routinemäßig mit Lösungsmitteln wie Benzol, Toluol, Xylol und anderen Kohlenwasserstoffen hantierten. Dagegen lieferten 76 Prozent derjenigen Männer, die ohne derartige Lösungsmittel arbeiteten, normales Sperma.

Viren: In beinahe 40 Prozent der untersuchten Fälle wurden im Ejakulat unfruchtbarer Männer Erbsubstanzen so genannter adeno-assoziierter Viren (AAV) gefunden. Der Nachweis gelang vor kurzem erstmals Forschern des Deutschen Krebsforschungszentrums Heidelberg und der Urologischen Klinik in Homburg/Saar. Wie diese Viren die Fruchtbarkeit behindern, ist noch nicht abschließend geklärt. Klar ist jedoch, dass AAV bei keinem der fruchtbaren Kontroll-Männer gefunden wurde.

Übertraining: Insbesondere Ausdauertraining öfter als viermal die Woche kann durch die Ausschüttung des Stresshormons Cortisol die Testosteronproduktion stören und die Blutzufuhr zu den Hoden drosseln. Cortisol blockiert zudem ein Enzym in den Hoden, das für die Reifung der Spermien unbedingt notwendig ist. Damit steigt der Anteil an unreifen und nicht lebensfähigen Samenzellen, während die Gesamtzahl der Spermien sinkt.

Radfahren: Ist der Fahrradsattel nicht gefedert und ergonomisch geformt, können die versorgenden Blutgefäße im Genitalbereich geschädigt werden. Profi- wie Hobbyradler sollten deshalb die Sattelspitze leicht nach vorn neigen und regelmäßig Pausen einlegen.

Hitze: Nicht nur Stahlkocher und Hüttenwerker sind in ihrer Zeugungsfähigkeit gefährdet. Auch heiße Bäder (täglich halbstündiges Bad bei 43 bis 45 Grad Celsius) und Saunabesuche enden tödlich für so manches Spermium.

Ausgekocht: *Heiße Bäder und Saunabesuche enden tödlich für so manches Spermium.*

Enge: Ob zu enge Unterhosen zu einer spermienschädigenden Überwärmung des Hodens führen, wurde in einer US-Studie am Harbor Medical Center in Los Angeles untersucht. 21 Männer trugen ein Jahr lang täglich Suspensorien. Ergebnis: Es wurde ein Temperaturanstieg um ein Grad gemessen. «Das reicht schon aus, um die Spermienbildung zu behindern. Für eine optimale Spermienbildung muss die Hodentemperatur mindestens um drei bis vier Grad unter der des Körpers liegen», sagt Professor Allolio von der Uniklinik Würzburg.

Krampfhaft: *Jeder fünfte Mann, der sich wegen Unfruchtbarkeit untersuchen lässt, hat eine Krampfader («Varikozele») in der inneren Samenleitervene.*

Krampfadern: Jeder fünfte Mann, der sich wegen Unfruchtbarkeit untersuchen lässt, hat eine Krampfader («Varikozele») in der inneren Samenleitervene. Sie tritt meist zwischen dem 15. und 25. Lebensjahr und zu 90 Prozent linksseitig auf. Der verursachte Blutstau führt zu einer Überhitzung des Hodens. Statt normale, ovalköpfige Spermien tummeln sich dann spitze Exemplare im Ejakulat. Die einfache Therapie: «Nach einem kleinen Schnitt in den Hodensack oder mit einem feinen Katheter durch die Leiste wird ambulant ein Verödungsmittel in die Krampfader gespritzt. Und schon nach einem Tag Ruhepause ist man dann wieder fit», so der Androloge Professor Wolfgang Schulze von der Universitätshautklinik Hamburg.

Unfruchtbare Väter: Söhne von Vätern mit wenig Samenzellen sind häufig ebenfalls mit diesem Mangel geschlagen. US-Forscher des Howard Hughes Medical Institute am Whitehead Institute fanden heraus, dass etwa jeder zehnte Mann, der nur wenig oder gar keine Spermien produziert, einen Gendefekt auf dem männlichen Y-Chromosom hat. Werden nun diese Männer mit Hilfe künstlicher Befruchtung Väter von Söhnen, geben sie die Eigenschaft, wenig oder keine Spermien zu bilden, an den Sohn weiter. Werden sie Väter von Töchtern, haben sie dagegen die Chance auf natürlich gezeugte Enkelkinder, weil die Töchter (mit zwei X-Chromosomen) diesen Defekt weder mitbekommen noch weitergeben können.

Sieben Tipps für Sex mit schreienden Folgen

Was Sie tun können, wenn der Nachwuchs ausbleibt.

Haben Sie seit mehr als zwei Jahren «unfruchtbaren» Sex, obwohl Sie nicht verhüten? Dann sind Sie und/oder Ihre Partnerin nach offizieller Definition unfruchtbar. Was zu tun ist:

- Suchen Sie einen Andrologen auf – spätestens, wenn Ihre Partnerin die Bestätigung hat, dass es nicht an ihr liegt.
- Lassen Sie Ihr Ejakulat in einem Spermiogramm untersuchen. Geprüft werden die Spermienzahl, ihre Beweglichkeit und Gestalt.
- Lassen Sie Krampfadern am Hodensack (Varikozelen) behandeln – das bringt in drei von vier Fällen Erfolg.
- Entzündungen der Hoden und Samenwege sollten behandelt werden. Das Sperma erholt sich dann binnen sechs Wochen.
- Diabetes, eine Überfunktion der Nebennierenrinde und eine Fehlfunktion der Schilddrüse können die Zeugungsfähigkeit senken. Eine optimale Therapie sichert die Fruchtbarkeit.
- Auch Versagensangst und Leistungsdruck schwächen die Zeugungskraft. Sprechen Sie mit Ihrer Partnerin und Ihrem Arzt darüber. Stressmanagement und Entspannungsübungen können helfen.
- Nützt alles nichts, kommt eine künstliche Befruchtung infrage. Die Spermien werden dazu mit einer Nadel in die weibliche Eizelle eingeführt (ICSI, intracytoplasmatische Spermieninjektion). Die Erfolgsrate beträgt etwa 45 Prozent, in bis zu drei von zehn Fällen gibt es Mehrlingsgeburten.

Morgens oder abends? Befruchtung nach der Biouhr

Auch die Tageszeit spielt eine Rolle. Vergleicht man Spermaproben, die Probanden morgens und nachmittags geliefert haben, findet man in den Nachmittagsproben wesentlich mehr, wesentlich beweglichere Spermien. Wie alle Körperfunktionen unterliegt auch die Spermaproduktion der biologischen Zeitkurve. Fazit: Wer gern Vater werden möchte, sollte das Schäferstündchen auf den frühen Abend verlegen.

Bei Wind und Wetter: Der Einfluss der Jahreszeiten

An der University of Rochester in New York untersuchten US-Forscher 2065 Spermaproben von unfruchtbaren und 264 Proben fruchtbarer Männer über einen Zeitraum von 32 Monaten. Das Ergebnis:

- **Im Frühling** gab es relativ große Mengen an Samenzellen, dafür waren Schwanzdefekte besonders verbreitet, möglicherweise als Folge der Kälte des Winters. Damit sind Spermien nicht optimal beweglich. Laut Statistischem Bundesamt in Wiesbaden liegt der Frühling mit 192788 Zeugungen auf dem vorletzten Platz im Jahreszeiten-Vergleich.
- **Der Sommer** brachte die höchste Rate an unreifen Spermien hervor, wahrscheinlich durch die Hitze. Das Ergebnis spiegelt sich wider im letzten Platz der Statistik mit 190882 Zeugungen.
- **Im Herbst** gab es deutlich mehr Spermien mit missgebildetem Kopf. Womöglich war das im Herbst ejakulierte Sperma bereits in den warmen Sommermonaten gereift. Dafür ist die Beweglichkeit in dieser Jahreszeit am besten. Letzteres scheint ausschlaggebend zu sein, denn der Herbst ist hierzulande mit 208071 Zeugungen die fruchtbarste Jahreszeit.
- **Im Winter** war die Gesamtmenge an Spermien am höchsten, in der Disziplin Beweglichkeit machte der Winter nach dem Frühling den zweiten Platz. Silber geht an den Winter auch in der Kategorie Fruchtbarkeit mit 203510 Zeugungen.

Außer der Temperatur ist vermutlich auch die jahreszeitliche Schwankung des Männlichkeitshormons Testosteron für dieses Phänomen verantwortlich, vermuten die Wissenschaftler.

Die durchs Feuer gehen: Junge oder Mädchen?

Summertime: *Im Sommer werden mehr Jungen als Mädchen gezeugt. Auch nach warmen Wintern kommen neun Monate später mehr Jungen als Mädchen zur Welt.*

Je heißer es ist, desto mehr Jungen werden gezeugt. Das ergab eine Studie des Zoologen Dr. Alexander Lerchl vom Institut für Reproduktionsmedizin der Universität Münster. Der Forscher verglich die Geburtsdaten von Jungen und Mädchen zwischen 1946 und 1995 mit den jeweiligen Temperaturdaten in Deutschland. Der Vergleich ergab nicht nur, dass im Sommer mehr Jungen als Mädchen gezeugt werden, «sondern auch, wenn es im Winter mal warm war, kamen neun Monate später mehr Jungen als Mädchen zur Welt», so Lerchl. Es gibt zwei mögliche Erklärungen:

- Vielleicht werden Spermien mit X-Chromosomen durch Hitze stärker geschädigt als die zur Zeugung von Jungen führenden Spermien mit Y-Chromosomen.
- Eventuell «steigt mit der Temperatur auch die Häufigkeit des Geschlechtsverkehrs», so Lerchl. Schon länger sei bekannt, dass häufiger Sex die Chancen für männlichen Nachwuchs erhöht: Die Y-Spermien sind schneller als die X-Spermien. Bei Sex zur Zeit des Eisprungs steigt daher die Wahrscheinlichkeit für männlichen Nachwuchs.

Dass generell ein mildes Klima die Zeugung von Jungen begünstigt, ergab unlängst auch eine Studie von Forschern am St. Luke's Hospital der Insel Malta. Sie ermittelten in einer europaweiten Studie das Geschlecht von Neugeborenen zwischen 1990 und 1995. In südlichen Breitengraden kommen danach «weitaus mehr» Jungen zur Welt als im Norden Europas.

Kicks aus der Küche: So füttern Sie Ihre Spermien richtig

Sie können selbst dafür sorgen, dass Ihre Samen quicklebendig, quietschvergnügt und kerngesund bleiben.

Energie sparen: *Zink setzt den Energieverbrauch der Spermien herab und ist möglicherweise dafür verantwortlich, dass sie ihre volle Kraft erst dann entfalten, wenn sie auf das zu befruchtende Ei stoßen.*

Vitamine: Die Vitamine C, E und Beta-Carotin wirken wie Seramis für welke Samen. Sie sind das Killer-Trio gegen freie Radikale, die in der empfindlichen Entwicklungsphase der Spermien irreparable Schäden anrichten können. Wer jeden Tag 200 Milligramm Vitamin C (in drei Orangen) und 250 Gramm grünes und orangefarbenes Gemüse (für Beta-Carotin) aufnimmt und zum Kochen und Braten Vitamin-E-haltige Pflanzenöle verwendet, ist auf dem richtigen Weg.

Zink: Setzen Sie zudem mehr Käse, Vollkornbrot, Weizenkeime, Paranüsse und Austern auf Ihren Speiseplan. Das darin enthaltene Zink bildet einen effektiven Schutzschild gegen freie Radikale. Es verhindert deren aggressive Attacken auf das Erbgut im Spermium. Zink setzt den Energieverbrauch der Spermien herab und ist möglicherweise dafür verantwortlich, dass sie ihre volle Kraft erst dann entfalten, wenn sie auf das zu befruchtende Ei stoßen.

Selen: Das in Meeresfrüchten, Leber, magerem Rindfleisch und Getreide enthaltene Spurenelement schützt den Samen gleich doppelt. Ein deutsch-italienisches Forscherteam fand heraus, dass Selen als Baustein eines Enzyms junge Spermien während der Reifung vor Schäden durch

Oxidation bewahrt. Dieses Enzym hält gleichzeitig den reifen Samen wie Klebstoff zusammen. Damit wird verhindert, dass der Samen in der Mitte auseinander bricht und dann kein weibliches Ei mehr befruchten kann, so die Forscher.

Magnesium: Ungarische Forscher behandelten junge unfruchtbare Männer drei Monate lang täglich mit einem Gramm Magnesiumcitrat. Dabei stieg die Zahl der Spermien um das Dreifache, und ihre Beweglichkeit nahm zu. Gleichzeitig nahm der Anteil abnormaler Spermien ab. Das Antistress-Mineral stoppt die Bildung freier Sauerstoff-Radikale, die Spermien schädigen können. Neben Mineralwasser (z. B. Gerolsteiner, Apollinaris) sind vor allem Rucola, Bohnen, Erbsen, Linsen, Weizenkeime, Cashewkerne und Erdnüsse gute Magnesiumlieferanten.

Rauchen Sie? Ihre Spermien brauchen Vitamin C!

Raucher, deren Vitamin-C-Blutspiegel im Allgemeinen 40 Prozent unter dem von Nichtrauchern liegt, produzieren weniger Spermien; der Anteil fehlgebildeter Spermien ist erhöht, und ihre Beweglichkeit ist herabgesetzt. Studien an unfruchtbaren Männern und Rauchern ergaben einen deutlichen Zusammenhang zwischen erhöhter Vitamin-C-Zufuhr (200 bis 1000 Milligramm pro Tag) und einer Zunahme an Spermienzahl und Beweglichkeit sowie weniger Fehlbildungen.

Wie schmecken denn die? Nicht fragen ... Ananas naschen!

In einer Studie wurden 50 Frauen zur Geschmacksprobe des Spermas ihrer Partner gebeten – nach dem Genuss bestimmter Nahrungsmittel. Denn: «Was sich eine Frau in den Mund steckt, sollte schon gut sein», sagte sich Studienleiterin Diplom-Psychologin Angelina Borgaes aus Hamburg. Die beteiligten Personen waren zwischen 20 und 40 Jahre alt, mindestens ein Jahr in der Beziehung und praktizierten regelmäßig Oralverkehr. Ausschlusskriterien für die Männer waren körperliche Grunderkrankungen (wie Zuckerkrankheit u. Ä.), Dauermedikation und Drogenkonsum (wie Haschisch etc.) – denn diese Faktoren wirken sich möglicherweise auf den Sperma-Geschmack aus.

Sperma-Geschmack im Vergleichstest

Naturzustand	neutral, salzig, milchig, nussig
reichlich Knoblauch	säuerlich, faulig, muffig
Alkohol (mind. fünf Bier)	schal, fade, abgestanden, Wischwasser
Aspirin (fünf Tabletten)	bitter, herbe, mistig, fies
Ananassaft (1 ½ Liter)	süßlich, lieblich, angenehm

Fazit: «Wer will, dass seine Partnerin bis zum bitteren Schuss mitmacht, sollte entweder auf Alkohol, Aspirin und Knoblauch verzichten und stattdessen Ananassaft trinken oder an dem Tag auf eine andere sexuelle Technik ausweichen», rät Borgaes.

Abwehrreaktion: Allergie gegen Sperma

Allergisch: Wenn Ihre Liebste nach dem Oralsex am ganzen Körper Juckreiz hat, sich erbricht, Durchfall oder vielleicht sogar einen Asthma-Anfall bekommt, ist eine Sperma-Allergie möglich, und Sie müssen eventuell einen Arzt rufen.

Eine Sperma-Allergie kommt öfter vor als bisher angenommen. Der Deutsche Allergie- und Asthmabund berichtet, dass zwar «nur» 60 Fälle von Sperma-Allergie in Deutschland medizinisch dokumentiert seien, die Dunkelziffer liege aber deutlich höher. Die Symptome reichen von örtlichen Hautreizungen bis zum allergischen Schock. Wenn Ihre Liebste also nach dem Oralsex am ganzen Körper Juckreiz hat, sich erbricht, Durchfall oder vielleicht sogar einen Asthma-Anfall bekommt, ist es ernst.

Abhilfe: Wer keine Lust hat, nach jedem Blow-Job den Notarzt kommen zu lassen, muss sich deshalb aber noch lange nicht von seiner Liebsten trennen. Kondome (mit Ananas-Geschmack?) und eine Allergie-Therapie (Hyposensibilisierung) können helfen.

Echt ätzend: Auch Unverträglichkeiten können trotz der geringen Mengen vorkommen. Denn Sperma ist alkalisch, und Ihre Partnerin könnte etwas gegen den leicht ätzenden Effekt haben, besonders auf nüchternen Magen. Nach entsprechender Nahrungsaufnahme lässt sich der Saft leichter schlucken. Ach so, ja, ausspucken ginge natürlich auch …

Einsatzbereit: Samen auf der Bank

Manche Männer müssen für schlechte Zeiten vorsorgen, andere liefern ihr Sperma gegen Bares. So säen Sie richtig.

Seit etwa 30 Jahren besteht die Möglichkeit, menschlichen Samen für eine spätere Verwendung einzufrieren. Per Selbstbefriedigung wird zu verschiedenen Zeitpunkten frisches Ejakulat gewonnen und auf Spermiendichte, Beweglichkeit und Form untersucht. Bei ausreichender Qualität werden die Samenspenden mit Eigelb, Natriumcitrat und Glyzerin konserviert und dann mit flüssigem Stickstoff bei minus 196 Grad Celsius gelagert. Es gibt zwei Gründe, aus denen Männer ihr Sperma auf die Bank tragen:

Die Freiwilligen: Sie möchten ihre Gene so weit wie möglich streuen und dabei auch noch Geld verdienen.

- **Der Test:** Den gesundheitlichen Eignungstest (Geschlechts- und Erbkrankheiten, Hepatitis, HIV, Toxoplasmose etc.) besteht nur einer von hundert Bewerbern. Die auserwählten Dauerspender müssen vierteljährlich zum Aidstest.
- **Der Verdienst:** Pro abgegebener Probe werden dem edlen Spender 75 bis 200 Euro als Aufwandsentschädigung gezahlt.
- **Die Zapfquote:** Gespendet wird in einem separaten Raum in der Arztpraxis. Damit man die geforderten drei bis fünf Milliliter in den Auffangbecher bringt, ist zuvor eine dreitägige Abstinenz und genaues Zielvermögen gefordert.
- **Die Qualität:** Pro Milliliter müssen 40 Millionen Spermien enthalten sein, mehr als die Hälfte sollte beweglich und normal geformt sein.
- **Die Häufigkeit:** Bis zu zweimal monatlich darf gespendet werden, nach acht bis zehn erfolgreichen Zeugungen hat man allerdings sein Soll erfüllt.

Spendenquittung: *Bei ausreichender Qualität werden die Samenspenden mit Eigelb, Natriumcitrat und Glyzerin konserviert und dann mit flüssigem Stickstoff bei minus 196 Grad Celsius gelagert.*

Die Patienten: Männer, die sich einer Operation oder einer Krebsbehandlung (Strahlen-/Chemotherapie) an Hoden und Prostata unterziehen müssen, sollten auf die Möglichkeit einer Konservierung von Samen oder Hodengewebe hingewiesen werden. Auch wenn eine anderweitige Gefährdung der Erbanlagen besteht (berufliche Belastung mit Strahlen oder Chemikalien), oder vor einer Sterilisation kann man sich mit einem Depot in der Samenbank später einen eventuellen Kinderwunsch erfüllen.

Das Einfrieren des Spermas inklusive Untersuchung kostet je nach Praxis zwischen 100 und 350 Euro. Dazu kommen Lagerkosten in Höhe von rund 250 Euro pro Jahr.

Adressen von Ärzten in Ihrer Nähe, die mit Samenbanken zusammenarbeiten, finden Sie im Anhang.

Volltreffer: Samen aus dem Netz

Paar mit Kinderwunsch, Mann unfruchtbar: So wird man Kunde bei der Samenbank. Wem die nationalen Angebote (s. o.) nicht genügen, wird auch im Internet fündig: Eine Portion Spermien aus dem Internet kostet rund 200 Euro plus 200 Euro Versandkosten. Wenn Sie also unfruchtbar sind oder statt eines Abbilds der eigenen Schönheit lieber einen Sprössling mit Harvard-Qualitäten oder California-Dreamboy-Charme großziehen möchten, bestellen Sie unter

www.cryobank.com,

www.cryolab.com,

www.fairfaxcryobank.com

oder bei

www.thespermbankofca.org.

Danish dynamite gibt's unter *www.cryos.dk*. Ach, übrigens: Umtauschen gilt nicht.

Steht Ihre Abwehr? Verhütung schützt vor Vaterschaft

Nicht jeder Mann, der einer Frau die Hand schüttelt, möchte gleich ein Kinderzimmer einrichten. So beugen Sie vor.

Kondome: Know-how für Amateure und Profis

Mit Spermiziden beschichtete Gummis verhindern in 97 bis 98 Prozent der Fälle ungewollte Vaterschaften, spermizidfreie immerhin in 90 Prozent. Außerdem schützen die Lümmeltüten vor sexuell übertragbaren Krankheiten. Wenn man richtig damit umgeht:

- Achten Sie auf das deutsche Siegel DLF-Kondom oder das schweizerische O.K.-Zeichen. Diese werden häufiger kontrolliert als gesetzlich vorgeschrieben.
- Lagern Sie Ihre Gummis kühl und trocken, setzen Sie sie weder direktem Sonnenlicht noch sonstiger Wärme aus.
- Verwenden Sie nur Kondome aus unbeschädigten Packungen vor dem aufgedruckten Verfallsdatum.
- Achtung: Fingernägel, Ringe oder andere Gegenstände können das Material

beschädigen, deshalb nie eine Kondompackung mit den Zähnen oder dem Stachelhalsband des Partners aufreißen.

- Befindet sich in der Schutzfolie ein Kissen aus eingeschweißter Luft? Wenn nicht, könnte das Verhüterli womöglich ein Loch haben.
- Die Luft aus dem Kondom vom Samenreservoir an der Spitze her ausdrücken und v o r dem Eindringen oder dem Oralsex vollständig über den Penis abrollen.
- Nur Gleitmittel auf Wasser- oder Glyzerinbasis verwenden, da ölhaltige Cremes (zum Beispiel Vaseline) Latexkondome auflösen können.
- Leiden Sie oder Ihre Partnerin unter einer Latex-Allergie, steigen Sie um in ein Kondom aus Polyurethan (z. B. Durex Avanti, in Apotheken erhältlich).
- Beim Herausziehen das Kondom am Penisansatz festhalten, damit es nicht abrutscht.
- Verwenden Sie jedes Kondom nur einmal.

Sorry! Erste Hilfe nach dem Kondom-Unfall

Nach einer Umfrage in den USA hatte bereits jeder zweite Mann eine Kondompanne beim Sex. Und jeder Dritte hat es seiner Partnerin verschwiegen – und weitergemacht. Die Schweiger wollten den nahen Orgasmus nicht gefährden (40 %), die Verantwortung nicht tragen (33 %) oder die Partnerin nicht ängstigen (27 %). Doch klar ist: Man riskiert eine Schwangerschaft der Partnerin und könnte sich eine sexuell übertragbare Krankheit einhandeln. Allerdings gibt es Wege, das Schlimmste zu verhindern:

Unfallforschung: *Bereits jeder zweite Mann hatte eine Kondompanne beim Sex. Jeder Dritte hat es seiner Partnerin verschwiegen – und weitergemacht.*

Die «Pille danach»: Es gibt sie längst, und sie hilft wirklich – die «Pille danach». Das Hormonpräparat kostet ca. sechs Euro, muss vom Arzt verschrieben, aber privat bezahlt werden. Zweimal zwei Tabletten – spätestens 72 Stunden nach dem «Unfall» – müssen von Ihrer Partnerin im Abstand von zwölf Stunden eingenommen werden. Die Erfolgsquote liegt bei 97 bis 98 Prozent.

Tipp: An Wochenenden sollten Sie in die gynäkologische Aufnahme des nächstgelegenen Krankenhauses fahren, statt von Freitagabend bis Montag zu warten. Und schicken Sie Ihre Partnerin nicht alleine los, begleiten Sie sie.

HIV-Killer: Das Risiko für den Mann, sich bei einer HIV-positiven Partnerin anzustecken, beträgt bei ungeschütztem Verkehr etwa 3:10 000 bis 9:10 000. Umgekehrt besteht für Frauen eine fast doppelt so große Gefahr, von ihrem Partner infiziert zu werden. Bei begründetem Verdacht sollte man gemeinsam unverzüglich in die Notaufnahme der nächsten Klinik gehen. Dort kann vorsorglich eine vierwöchige Therapie mit Viren-Killern eingeleitet werden. Studien zufolge (an medizinischem Personal nach Nadelstichverletzungen) sinkt das Risiko einer HIV-Infektion dadurch um knapp 80 Prozent. «Allerdings ist diese Maßnahme mit schweren Nebenwirkungen behaftet», warnt Professor Frank Detlef Goebel von der Medizinischen Poliklinik der Universität München.

Hautarzt: Sehr viel verbreiteter sind allerdings andere sexuell übertragbare Krankheiten (siehe Kapitel *Krank durch Sex?*, Seite 128ff.). Sobald Sie also nach einer Kondompanne ein Jucken oder Zwicken in der Hose verspüren, gehen Sie zu Ihrem Hautarzt. Er kann Geschlechtskrankheiten im Frühstadium erkennen und eventuell sogar im Keim ersticken.

Passt und hält dicht: Kondom nach der EU-Norm EN 600

In Deutschland werden pro Jahr über 200 Millionen Kondome verkauft. Dazu müssen sie folgenden Anforderungen genügen:

Mindestlänge: 17 cm
Durchmesser: 44 bis 56 mm
Wanddicke: 0,04 bis 0,08 mm
Fassungsvermögen: 18 Liter Luft, ohne zu platzen
Dehnungsfähigkeit: mindestens 650 %
Breite im ausgerollten, plattliegenden Zustand: 49 bis 56 mm
Dichtheit: 0,3 Liter Wasser für drei Minuten, ohne zu lecken
Farbe: Regenbogen und mehr
Form: puristisch bis genoppt, geriffelt und als Comic-Figuren
Geschmack: von Pfefferminz bis Pina Colada
Musik: Singende oder sonst wie musizierende Kondome sind weder genormt noch sicher, dafür aber erfreulich vielfältig.

Rote Karte: Der Rückzieher

Der Coitus interruptus, bei dem man den Penis kurz vorm Samenerguss herauszieht, ist eine der ältesten wie unzuverlässigsten Verhütungsmethoden. Denn schon die ersten Tropfen, die sich lange vor der Ejakulation auf die Eichel wagen, können befruchtungsfähige Spermien enthalten. Außerdem macht es auf Dauer keinen Spaß, immer, wenn's spannend wird, einen Rückzieher zu machen. Fehlerquote: 25 Prozent. Das heißt, jedes vierte Paar, das auf diese Weise verhütet, bekommt unfreiwillig Nachwuchs.

Gewagter Schnitt: Durchtrennen der Samenleiter

Für die sicherste Verhütungsmethode, eine Sterilisation (medizinisch: Vasektomie), entscheiden sich in Deutschland nach wie vor nur sehr wenige Männer (zwei bis drei Prozent, jährlich etwa 30000). Viele haben Angst, den vermeintlich unwiderrufbaren Schnitt im Schritt später einmal zu bereuen. «Von hundert Sterilisierten wünschen sich sechs ihre Zeugungsfähigkeit wieder zurück», berichtet der Stuttgarter Urologe Professor Wolf-Hartmut Weiske aus eigener Erfahrung. In einer Schweizer Studie mit 871 Patienten bedauerten dagegen nur 1,3 Prozent der Sterilisierten den Eingriff. Fast alle anderen waren knapp vier Jahre danach mit der problemlosen Verhütungsmethode zufrieden. Die Männer waren allerdings im Mittel vor dem Eingriff bereits 2,4-mal Vater geworden. Vorher waren von fast einem Fünftel ein Verlust der Potenz und sexuellen Lust oder auch psychische Veränderungen befürchtet worden.

Geheimtipp Frottee-Unterwäsche: *Ja, warme Unterhosen sind was Feines, und oft hört und liest man, dass sie die Zeugungsfähigkeit beeinträchtigen können. Für eine zielgerichtete Verhütung sind sie sogar so geeignet, wie beim Sex die Socken anzubehalten.*

Kurz und schmerzlos: Zwei schnelle Schnitte

Die Sterilisation ist ein relativ unkomplizierter chirurgischer Eingriff. Mit zwei kleinen seitlichen Schnitten an den Hoden werden die beiden Samenleiter erst freigelegt, dann durchtrennt und – damit sie nicht wieder zusammenwachsen – nach hinten gebunden. Der Eingriff dauert ein paar Minuten und wird meist ambulant unter örtlicher Betäubung durchgeführt. Die Vasektomie wird als traditioneller Skalpellschnitt oder mit Laser angeboten.

Probleme: Geringe Beschwerden sind danach möglich: 18 Prozent klagen über vorübergehende Hodenschmerzen, bei 13 Prozent kommt es zu Blutergüssen. Nur äußerst selten kommt es zu – behandelbaren – Entzündungen der Nebenhoden.

Verbrauchsabhängig: *Bei Männern, die mehr als dreimal pro Woche eine Ejakulation hatten, enthielt das Sperma bereits neun Wochen nach der Sterilisation keine Samenzellen mehr.*

Kontrolle: Einige Wochen später wird anhand eines Spermiogramms nachgeprüft, ob tatsächlich keine Samenzellen mehr im Ejakulat vorhanden sind. Wie lange das dauert, hängt von der Häufigkeit sexueller Aktivität ab: Bei Männern, die mehr als dreimal pro Woche eine Ejakulation hatten, konnten Forscher bereits nach neun Wochen keine Spermien mehr entdecken. Bei weniger Aktiven dauerte es bis zur absoluten Spermienfreiheit im Mittel zwölf Wochen.

Mit Gefühl: Die Fähigkeit zur Ejakulation und auch die Menge des Ejakulats bleiben erhalten – die Spermien machen nur drei bis fünf Prozent des Samenergusses aus.

Neue Technik: Verzicht auf die Klinge

Das Verfahren kommt aus den USA, wird aber auch schon hierzulande eingesetzt – die messerlose Vasektomie. Dabei wird der Samenleiter zuerst von außen ertastet und abgeklemmt, dann durch ein per Spitzzange erzeugtes Loch aus dem Hodensack herausgezogen. Anschließend wird ein Stück des Samenleiters herausgeschnitten; die Enden werden mit Hitze versiegelt und zurückgeschoben. Der Eingriff erfolgt unter örtlicher Betäubung. Um Schmerzen nach der Operation zu vermeiden, wird während des Eingriffs ein Schmerzblocker um die Samenleiter herum gespritzt, erklärt der Urologe Dr. Wolfgang Halbig aus Neuss.

Vorteile: Komplikationen durch Blutungen oder Infektionen sind selten, Nähte überflüssig. Nach drei Wochen ist alles narbenfrei verheilt. Die Kosten für die Sterilisation betragen 100 bis 250 Euro, oft zahlt die Kasse.

Kommando zurück: Die Refertilisation

Sie haben es sich anders überlegt und wollen die Sterilisation wieder rückgängig machen? Das ist (fast) kein Problem. Viele sterilisierte Männer können nach einer kleinen Operation wieder Kinder zeugen, ergab eine deutsche Studie, selbst wenn der Eingriff mehr als 15 Jahre zurückliegt. Von 419 Männern, deren Sterilisation im Schnitt knapp acht Jahre zurücklag, konnten bei über 86 Prozent nach einer Refertilisation funktionstüchtige Spermien im Ejakulat nachgewiesen werden, bei 42 Prozent mehr als 20 Millionen Spermien pro Milliliter. Und über 46 Prozent der Männer gelang es, nach der Refertilisation ihre Partnerin zu schwängern.

Die Operation: Die Refertilisation wird unter Vollnarkose durchge-

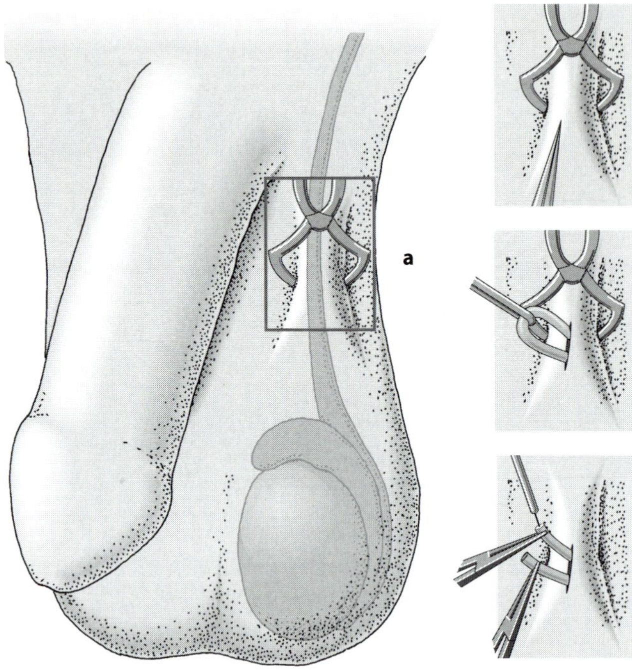

Abb. 10 > Sterilisation ohne Skalpell
Unter Narkose wird der Samenleiter durch die Haut des Hodensacks hindurch zuerst abgeklemmt (a) und dann durch ein per Spitzzange erzeugtes Loch (b) in der Haut herausgezogen (c). Anschließend wird ein Stück des Samenleiters herausgeschnitten, die Enden versiegelt (d) und zurückgeschoben. Der gesamte Eingriff dauert nur 15 Minuten.

führt und dauert ca. zwei bis vier Stunden. Dabei wird nach einem zwei Zentimeter langen Schnitt am Hodensack mit Operationsmikroskopen mit 10- bis 20-facher Vergrößerung gearbeitet. Bewährt hat sich die so genannte zweischichtige Vasovasostomie, wobei eine erste innere Nahtreihe die Ränder des Samenkanals und eine zweite äußere die Muskelwand der Samenleiter verbindet. Der Vorteil: Mit der inneren Naht erreicht man Wasserdichtigkeit, die äußere sorgt für die notwendige Zugfestigkeit.

Hürden: Ein Grund für ausbleibenden Erfolg nach dem Flicken der Samenleiter ist die mögliche Bildung körpereigener Antikörper gegen die eigenen Spermien nach der Sterilisierung. Ein weiterer Engpass: Häufig

Späte Vaterfreuden: *Bleibt eine Refertilisation ohne Erfolg, können Spermien operativ Nebenhoden oder Hodengewebe entnommen und im Reagenzglas in die Eizelle der Partnerin injiziert werden.*

stauen sich die Samen in den Nebenhoden, sodass in solchen Fällen ein Bypass (medizinisch: Tubulovasostomie) nötig wird. Dabei verbindet der Chirurg den Samenleiter direkt mit dem Nebenhodenkanal, «meist mit Erfolg», so Professor Weiske aus Stuttgart.

Ausweg: Bleibt eine Refertilisation dennoch erfolglos, kann ein Kinderwunsch trotzdem erfüllt werden. Dazu werden Spermien operativ Nebenhoden oder Hodengewebe entnommen, isoliert und im Labor in die Eizelle der Partnerin injiziert (ICSI, intracytoplasmatische Spermieninjektion). Auf diese Weise befruchtete Eizellen werden dann in die Gebärmutter der Frau eingesetzt. Krankenkassen übernehmen die Kosten nach Einzelfallprüfung. Wenn nicht, müssen Sie mit 3000–5000 Euro rechnen.

Pille und Kondom: Die bevorzugten Verhütungsmethoden

Anti-Baby-Pille	58 Prozent*
Kondome	37 Prozent
Diaphragma, Spirale	12 Prozent
Unfruchtbare Tage	4 Prozent
Sterilisation der Frau	2 Prozent
Sterilisation des Mannes	2 Prozent
Temperaturmethode	2 Prozent
Coitus interruptus	2 Prozent
Enthaltsamkeit	1 Prozent
Zäpfchen, Creme	1 Prozent
Scheidenspülung	0 Prozent

* Mehrfachnennungen möglich
Basis: Forsa-Umfrage, 823 Frauen im Alter zwischen 20 und 44 Jahren.
(Quelle: Bundeszentrale für gesundheitliche Aufklärung, 1998)

Welche Methode verhütet am sichersten?

Die Wahrscheinlichkeit, Nachwuchs zu zeugen

Scheidenspülung	40 Prozent
Coitus interruptus	25 Prozent
Basal-Temperatur, Zyklus-Kalender u. a.	24 Prozent
Diaphragma mit Spermizid	19 Prozent
Spermizide Zäpfchen, Schaum, Cremes	19 Prozent
Kondom ohne Spermizid	10 Prozent
Kondom mit Spermizid	2 bis 3 Prozent
Anti-Baby-Pille	2,5 Prozent
Sterilisation der Frau	0,4 Prozent
Sterilisation des Mannes	0,4 Prozent

(Quelle: Kinsey-Report 1990)

Kompetente Beratung in allen Fragen der Verhütung bieten die Beratungsstellen von Pro Familia. Wo Sie die Adressen der Landesverbände finden, erfahren Sie im Anhang.

Unternehmen Zukunft: Wo bleibt die Pille für den Mann?

Noch liegt die Verantwortung für die Verhütung meist bei der Frau – das könnte sich bald ändern.

Seit knapp 40 Jahren kann die Frau mit der Anti-Baby-Pille verhüten. Und seit einiger Zeit wird nach einer Pille für den Mann gesucht. Bisherige Versuche scheiterten an starken Nebenwirkungen hormonhaltiger Präparate, umständlicher Anwendung und mangelndem Interesse der Pharmaindustrie.

Die wichtigste Frage lautet ohnehin: Würden Männer die Pille nehmen, und würden Frauen sich darauf verlassen? Die Antwort lieferte jüngst eine internationale Umfrage unter 2000 Männern und 2000

Frauen aus Edinburgh, Shanghai, Hongkong und Kapstadt: Danach würden zwei Drittel der Männer per Pille für den Mann verhüten, wenn diese erhältlich wäre. Und: Nur zwei Prozent der Frauen gaben an, ihrem Partner in Sachen zuverlässiger Einnahme nicht über den Weg zu trauen. «Die Vorstellung einer hormonellen Verhütungsmethode für den Mann scheint unter Frauen sehr populär zu sein», sagt der klinische Forscher Dr. Richard Anderson von der MRC Reproductive Biology Unit in Edinburgh. «Diese Umfrage sollte ein für alle Mal den Mythos entkräften, dass Frauen ihren Partnern bei der Einnahme der Pille nicht trauen würden.»

Vertrauenssache: *Zwei Drittel der Männer würden per Pille für den Mann verhüten, wenn diese erhältlich wäre. Und: Nur zwei Prozent der Frauen würden sich darauf nicht verlassen.*

Doch wie könnte die Pille für den Mann aussehen? Derzeit werden viele verschiedene Optionen erprobt und diskutiert, und es ist noch nicht absehbar, ob es überhaupt eine Pille werden wird oder vielleicht eher eine Spritze. Genauso erscheinen heute auch hormonfreie Varianten der männlichen Pille möglich.

Hormonspritze: Die Testosteron-Spritze ist von allen Männer-Verhütungsmitteln am besten erforscht. Die Zufuhr des Männlichkeitshormons von außen unterdrückt die Bildung von Testosteron und Samenzellen in den Hoden. In einer Studie der WHO wurden einmal wöchentliche Injektionen ins Gesäß getestet. Laut neueren Untersuchungen an der Universität Münster kommt man auch alle sechs Wochen bis drei Monate mit einer Spritze aus – und das mit demselben Erfolg. Allerdings dauert es bis zu sechs Monate, bis ein sicherer Schutz gegeben ist. Und nach Absetzen von Testosteron kann es ein halbes Jahr dauern, bis die Zeugungsfähigkeit wiederhergestellt ist. Die häufigste, meist vorübergehende Nebenwirkung ist Akne, außerdem ist ein Muskelzuwachs möglich, da Testosteron anabol wirkt. Und weil Testosteron einen bereits bestehenden Prostatakrebs gefährlicher machen kann, muss die Prostata vor der Testosteron-Zufuhr gründlich untersucht werden.

Übrigens: Eine Testosteron-Spritze ist seit langem auf dem Markt – allerdings für Männer mit nachgewiesenem Hormonmangel. Als Verhütungsmittel für Männer ist auch Testosteron bisher nicht zugelassen.

Spritze und Pille: Ebenfalls in Erprobung ist eine Kombination aus Testosteron und Gestagenen. Getestet wird derzeit eine achtwöchentliche Testosteron-Spritze mit täglicher Einnahme von je einer Gestagenpille. Gestagene sind weibliche Hormone, die in geringen Mengen auch beim Mann vorkommen. Die Gestagenpille soll die körpereigene Bildung des Testosterons im Hoden gänzlich unterdrücken. Da so gar kein Testosteron mehr gebildet wird, der männliche Körper dies aber braucht, wird es ersatzweise per Injektion zugeführt. Die Experten hoffen, dass der Verhütungseffekt durch die Kombination mit Gestagenen rascher eintritt als mit Testosteron allein. Die Nebenwirkungen dürften ähnlich sein wie bei Testosteron allein.

Geduldsprobe: *Es wird sicher noch fünf bis zehn Jahre dauern, bis eine neue Männerpille marktreif ist.*

Pille ohne Hormon: Damit Spermien eine Eizelle erfolgreich befruchten können, müssen sie eine ganze Reihe von Voraussetzungen erfüllen. So gibt es auf der Spermienoberfläche das Eiweiß P34H, mit dem die Samenzellen an der Eizelle andocken können. Kanadische Wissenschaftler fanden bei jedem zweiten unfruchtbaren Mann, dessen Spermien zahlreich und beweglich waren, heraus, dass den Samenzellen das Oberflächenprotein P34H fehlte und sie deshalb keine Eizelle befruchten konnten. Die Idee von Forschern am Institut für Fortpflanzungsforschung in Hamburg: Blockiert man mit einer geeigneten Substanz die Bildung von P34H, wird eine Befruchtung zuverlässig verhindert. Dieser Ansatz überzeugt auch die Berliner Schering AG: Die durch die Anti-Baby-Pille groß gewordene Pharmafirma unterstützt die Forschung mit zweistelligem Millionenbetrag. Es wird sicher noch fünf bis zehn Jahre dauern, bis die neue Männerpille marktreif ist. Aber schon heute ist klar, dass sie die Verhütung schon nach wenigen Tagen sicherstellen könnte. Genauso schnell sollte nach dem Absetzen die volle Zeugungsfähigkeit wiederhergestellt sein. Und weil auf den Einsatz von Hormonen verzichtet wird, sind Nebenwirkungen wie Potenz- und Libidostörungen, Haut- und Haarprobleme nicht zu befürchten. Als Darreichungsform ist an eine Tablette gedacht.

Nebenwirkung unfruchtbar: Ein weiterer Ansatz zur Entwicklung von Verhütungspillen für den Mann kommt aus der Bluthochdruckforschung: Um in eine Eizelle einzudringen, benötigen Spermien eine kalziumabhängige Aktivierung. Diese «Aktivierung kann durch blutdrucksenkende Medikamente, so genannte Calciumantagonisten, gehemmt werden», erklärt der Endokrinologe Professor Rolf-Dieter Hesch aus Konstanz. Dabei wird ein wichtiger Calciumkanal in den Spermien blockiert, die dadurch nicht mehr in der Lage sind, eine Eizellhülle zu durchdringen. Klingt viel versprechend. Doch die Pharmaindustrie sieht sich natürlich durch die Tatsache, dass diese Bluthochdruckmedikamente Männer unfruchtbar machen können, zunächst von einem drastischen Umsatzeinbruch bedroht. Darüber hinaus ist die wissenschaftliche Forschung auf diesem Gebiet insgesamt noch recht dünn: Bis heute finden sich gerade fünf brauchbare internationale Publikationen zur Wirkung des Calciumblockers Nifedepin auf die Samenzellen. Es ist aber völlig klar, so Professor Hesch, «dass hier ein außerordentlich interessantes neues Konzept zur Herstellung von Verhütungspillen für Männer vorliegt».

Ladung hemmen: Einem britisch-schweizerischen Forschungsteam gelang vor kurzem ein gentechnischer Eingriff an Mäusen, der einen weiteren Weg zur Verhütungspille für Männer weist: Sie entfernten P2X1 – bestimmte Signalempfänger-Strukturen – von der Oberfläche der Samenleiter. Dadurch konnten diese sich nicht mehr zusammenziehen, um die Spermien aus dem Nebenhoden herauszutransportieren. Das Ergebnis: Die Spermienkonzentration im Ejakulat war drastisch reduziert, und die Fruchtbarkeit der Mäuse sank auf ein Zehntel. Demnach wäre ein Wirkstoff, der die P2X1-Empfänger in den Samenleitern blockiert und so den Samentransport lahm legt, ein idealer Kandidat für eine Pille für den Mann.

Druckausgleich: Das Pinkeln

Das natürliche Bedürfnis nach Erleichterung haben Männer mit Frauen gemein. Doch die Ausführung unterscheidet sich erheblich.

Zum Wasserlassen, vulgo: Pinkeln, enthält Ihr Penis die Harnröhre, einen dünnen Schlauch, der mit der Harnblase verbunden ist. Erreicht der Urinpegel die maximale Füllhöhe der Blase (etwa einen halben Liter), verursachen empfindliche Sensoren das dringende Bedürfnis, auszutreten. Zur Entleerung wird der Urin durch die Harnröhre geleitet und tritt an der Penisspitze aus. Von dort gelangt er – das behaupten jedenfalls viele Frauen – meist auf den Fußboden neben der Toilette. Als Steuerungsventil dient ein Schließmuskel. Sie betätigen ihn, wenn Sie den Urinfluss anhalten oder verbleibende Resttropfen ausstoßen wollen.

Wasser marsch: Die Ausscheidungsrunde

Das Wasserlassen dient einem einfachen Zweck, der Entsorgung von Reststoffen, denn neben den benötigten Nahrungsbestandteilen gibt es eine Reihe von Substanzen, die der Körper nicht verwerten oder speichern kann. Dazu zählen Medikamentenreste, Blutabbauprodukte, Natrium (z. B. aus Kochsalz) und wasserlösliche Vitamine. Diese werden von den Nieren aus dem Blut gefiltert und als Urin über die Blase ausgeschieden. Über diesen Filtermechanismus kann der Körper seinen Flüssigkeitshaushalt und damit den Blutkreislauf und die Konzentration der Stoffe darin stabil halten. Steigt der Blutdruck durch vermehrtes Trinken oder sinkt die Salzkonzentration im Blut, filtern die Nieren mehr Flüssigkeit heraus. Dieses Filtrat verlässt entweder den Organismus als Urin, oder aber es wird – einige Bestandteile werden noch für den Stoffwechsel gebraucht – teilweise wieder in den Blutkreislauf geschleust. Koffein und besonders Alkohol blockieren diesen Vorgang der Wiederaufnahme und trocknen dadurch den Körper aus. Wer kennt sie nicht: die beeindruckende Urinmenge nach einem ausgedehnten Biergartenbesuch und den Nachdurst am nächsten Morgen.

Positionskampf: Stehen oder sitzen?

Laut einer Umfrage des Internetmagazins «Ganze Kerle» (*www.ganzekerle.de*) ist die Fraktion der Stehpinkler mit 71 Prozent in der Mehrheit. Ihr oft ins Feld geführtes Argument, im Stehen pinkeln sei gesünder, trifft aber nicht zu. Aus medizinischer Sicht macht die Körperhaltung beim Wasserlassen keinen Unterschied. Auf Dauer kann das allerdings bei demjenigen, der Klodienst hat, zu Rückenproblemen führen, da die standhaften Männer sich leider nicht immer durch entsprechende Zielsicherheit auszeichnen. Überzeugte Sitzpinkler dagegen müssen mit einer Umweltsünde leben: Denn während ein Urinal nur zwei Liter Trinkwasser pro kleinem Geschäft benötigt, kommt ein Hinsetzer bei gleicher Tätigkeit auf neun Liter. Tipp: Eine Spartaste reduziert die verbrauchte Wassermenge auf die Hälfte.

Aufrecht: *71 Prozent der Männer pinkeln im Stehen.*

Fernziel: Wie weit können Männer pinkeln?

Die ballistischen Faktoren beim Urinieren ähneln denen einer antiken Kanone. Mit etwas Phantasie lässt sich der schlagartig nachlassende Muskeldruck einer prallvollen Blase im Moment der Erleichterung mit

Bis zum letzten Tropfen: *Wenn Sie nach dem Wasserlassen am Penisansatz von unten her sanften Druck ausüben, treten dadurch auch die letzten Tropfen aus. Das verhindert peinliche Flecken in Unterhosen und auf Bettlaken.*

der Explosion des Schwarzpulvers im Kanonenrohr vergleichen. Und genau wie Flugkurve und Weite der Kugel vom Anstellwinkel bestimmt werden, beeinflusst auch der Peniswinkel den Landepunkt des Urinstrahls. Nachlassende Strahlkraft ist mit zunehmendem Alter allerdings zu erwarten: Nach einer Studie der Urologischen Universitätsklinik Wien verringert sich das Blasenvolumen ab dem 40. Lebensjahr fortschreitend von bis zu 500 auf magere 265 Milliliter. Gleichzeitig lässt der in jungen Jahren maximale Blasendruck von 75 mm Hg nach, so der Arzt Dr. Saeed Pooy vom Institut für Physiologie der Universität Hamburg. Während Säuglinge und junge Männer also leicht ihre drei Meter schaffen, frohlocken fortgeschrittene Senioren schon, wenn ihr Urin knapp Schuhe und Hosenbein verfehlt. Dass selbst bei Jüngeren die letzten Tropfen mitunter in die Hose gehen, liegt an einer Muskelschwäche des Beckenbodens. Training hilft auch hier: Zum Ende des Urinierens den Beckenboden anspannen oder die Region mit der Hand ausstreichen, raten Urologen.

Innere Werte: Urin analysiert

Im so genannten Harnlabor werden die Stoffe gemessen, die von den Nieren ausgeschieden und in den Harn abgegeben werden. Identifikation und Konzentration der Inhaltsstoffe bieten Hinweise auf Trainingszustand und Erkrankungen:

- **pH-Wert:** Schwankungen deuten eine Stoffwechselstörung an
- **Kreatinin (Produkt aus Muskelstoffwechsel):** Weist auf Beeinträchtigung der Nierenfunktion hin
- **Eiweiß:** Anzeichen für Fieber, Herzprobleme, Schwermetallvergiftung
- **Zucker:** Diabetesverdacht
- **Harnsäure:** Anzeichen für Gicht, Schuppenflechte, Krebs, Bleivergiftung
- **Bakterien, Pilze:** Deuten Harnwegsinfektionen an
- **Blut- oder Körperzellen:** Hinweis auf Nierensteine, Krebs u. a.
- **Sperma:** Hinweis auf retrograde Ejakulation

Der Strom ist gelb: Was die Urinfarbe verrät

Farbe	Ursache / Abhilfe
Normales Gelb	Urochrom, ein Abbauprodukt des Blutfarbstoffs Hämoglobin
Grellgelb	Vitamin-B_2-Komplex (z. B. aus Multivitaminpillen)
Dunkelbraun, bierartig	Hinweis auf Leberprobleme
Rot	Der Farbstoff Betacyanin aus Roten Beten
Orangerot	Einige Mittel gegen Harnwegsinfekte enthalten einen orangen Azofarbstoff
Rötlich bis braun	Blut im Urin. Tritt das wiederholt auf, beim Urologen Verdacht auf Blasen- und Prostatakrebs abklären lassen
Hellgelb, klar wie Wasser	Starker Bierkonsum. Dennoch: Laut einer Studie an der Universität Maastricht lassen weder die Farbintensität noch der Salzgehalt oder die Urinmenge einen zuverlässigen Schluss auf die Flüssigkeitsversorgung des Körpers zu

Der Nase nach: Was der Geruch verrät

Geruch	Ursache
Ammoniak *(typisch für Bahnhofstoiletten)*	Flüssigkeitsmangel, evtl. durch Fieber, starkes Schwitzen, Durchfall oder Erbrechen
Schwefelartig	Spargel enthält die Schwefelverbindung Methylmercaptan
Penetrant würzig	Glutamat (aus Chinafood und Kantinengulasch)

Zähflüssig: Tropfen für Tropfen

Nicht immer funktioniert die Erleichterung wie auf Knopfdruck – so überwinden Sie mögliche Hürden.

Erektion: Eine komplett ausgefahrene Erektion (z. B. als Morgenlatte) kann ungelegen kommen, denn sie macht das Pinkeln unmöglich. Solange die Erektion anhält, ist der Blasenschließmuskel reflexartig verschlossen. Und das hat einen guten Grund: Denn nun soll die Rennstrecke dem Samen gehören. Erst wenn die Erektion nachlässt, können Sie den Druck auf der Blase loswerden.

Gesellschaft: Männer sind beim Pinkeln gern allein. Deshalb trägt es nicht zum Erfolg bei, wenn Sie gerade alle Hände voll zu tun haben, und jemand stellt sich ans Nachbarpissoir. Es ist eher wahrscheinlich, dass kein einziger Tropfen kommt. Womöglich vermutet Ihr Nachbar sogar einen Exhibitionisten am Urinal. Wer nun erst recht keinen Stotterstrahl oder ein verräterisches Tröpfeln präsentieren will, erliegt meist dem Vorführeffekt: Der befreiende Strahl in hohem Bogen bleibt aus. Denn ist die Harnblase nicht ganz gefüllt, muss die Entleerung bewusst vom Verstand ausgelöst werden. Das Gefühl, kontrolliert zu werden, und die damit verbundene unbewusste Scham behindern den Auslösemechanismus und führen zur Abflussschwäche. Wirklich relaxtes Kollektivurinieren – sogar mit Zuschauern – ist nur möglich, wenn die Blase prallvoll ist. Denn dann öffnet die Blasenwandmuskulatur reflektorisch die Schleusen.

Ladehemmung: *Ist die Harnblase nicht ganz gefüllt, muss die Entleerung bewusst vom Verstand ausgelöst werden.*

Prostata: Vergrößert sich die Prostata (meist ab dem 50. Lebensjahr oder bei Prostatakrebs meist ab dem 60. Lebensjahr), dann drückt die Vorsteherdrüse die Harnröhre zu: Trotz häufigem und starkem Harndrang wird die Blase in immer dünner werdendem Strahl und in kleinen Portionen geleert. Ein Urologe kann Ihre Prostata durch den Enddarm ertasten, per Ultraschall scannen und in Ihrem Blut das prostataspezifische Antigen (PSA) bestimmen. Bei einer gutartigen Vergrößerung der Vorsteherdrüse versprechen pflanzliche Mittel (aus Kürbiskernen, Sägepalmen und Brennnesseln), die Symptome zu lindern. Rezeptpflichtige Medikamente (so genannte Alpha-Blocker) entspannen die Prostatamuskulatur. Laserbehandlung, Thermotherapie oder Abschaben per Elektroschlinge hilft, wenn nichts mehr«läuft».

Pissoir-Knigge: Vorsicht, Nebenmann!

Was am Bankschalter klappt, hat sich auch am Pinkelbecken bewährt. Wollen Sie sich und Ihrem Pissoir-Nachbarn eine faire Chance zum ungehemmten Pinkeln geben, tun Sie dies am besten aus der Ferne. So sichern Sie sich (Ihre Position = Y; Besetzt = X; Frei = 0) den besten Platz am Urinal.

Freie Wahl: Y 0 0 0 0 Y

Stellen Sie sich nach ganz links oder ganz rechts außen. So ist das Risiko, von der Seite begafft zu werden, nur halb so groß.

Abstand wahren: X 0 0 0 0 Y

Ist Ihr Stammplatz links außen besetzt, gilt das oben Gesagte – eben nur noch für rechts.

Glück gehabt: 0 X 0 X 0 Y

Mit dem Urinal rechts außen haben Sie die Standortfrage mal wieder zu Ihren Gunsten gelöst. Die psychologische Blasenblockade brauchen Sie so nicht zu befürchten.

Höhere Schule: 0 X 0 Y X X

Sie fragen sich, warum Sie sich nicht nach links außen stellen sollen? Wenn Sie das tun, tragen Sie zur klassischen Paarbildung bei. Da ist Position 4 doch das kleinere Übel, oder?

Nur Mut: X X Y 0 X X

Wenn Sie nicht warten mögen, bis ein strategisch günstigeres Plätzchen frei wird, demonstrieren Sie Strahlkraft und Selbstbewusstsein und stellen sich in die – goldene – Mitte.

Pulsierend: Ständig unter Druck

Alkohol und Kaffee: Wer oft und reichlich Bier, Tee oder Kaffee trinkt, darf sich nicht wundern, wenn er von häufigem Harndrang, auch nachts, heimgesucht wird. Denn diese Getränke schlagen schnell durch. Dennoch: Mediziner empfehlen ausgewachsenen Männern, täglich zwei bis drei Liter Flüssigkeit (vorzugsweise koffein- und alkoholfrei) zu sich zu nehmen. Das schützt vor Entzündungen der Harnwege. Wer so viel trinkt, darf auch getrost drei- bis sechsmal pro Tag pinkeln. Bei mehr als sieben Toilettengängen täglich oder bei wiederholtem nächtlichen Harndrang sollten Sie allerdings einen Urologen aufsuchen.

Infektionen: Eine bakterielle Infektion der Harnwege kann auch Männer treffen. Häufiges Wasserlassen, großer Harndrang, aber nur geringe Ausscheidungen, begleitet von unangenehmem Brennen und dumpfem Schmerz im Unterleib, Fieber und Rückenschmerzen sind die Erkennungszeichen. Der Urin ist meist dunkel, wolkig oder blutig und riecht stark. In manchen Fällen kommen starkes Schwitzen, Übelkeit und Erbrechen zu der langen Beschwerdenliste dazu. Derartige Infektionen werden verursacht oder zumindest begünstigt durch eine verengte Harnröhre, Nierensteine, eine altersbedingt vergrößerte Prostata oder Stress (etwa Prüfungssituationen). Trinken Sie viel! Das spült die Bakterien aus der Blase. Halten Sie den Harn nicht zu lange an, gerade dann, wenn Sie befürchten, dass es wehtun wird. Sonst gesellt sich zum Blasen- noch ein Nierenproblem dazu. Findet der Urologe keine andere Ursache, wird er Bakterien tötende Antibiotika verschreiben, die einen ungehinderten Harnfluss ermöglichen.

Medikamente: Einige Arzneien, insbesondere solche, die sich auf Herz und Kreislauf auswirken, können auch die Nieren schwer beschäftigen. Das sind beispielsweise Mittel gegen niedrigen oder hohen Blutdruck sowie herzstärkende Medikamente. Wenn Sie unter den ständigen Toilettengängen leiden, fragen Sie Ihren Arzt nach alternativen Medikamenten, die diese Nebenwirkung nicht haben.

Undicht: Kommt es zu stoß- und tröpfchenweisem Verlieren von Harn bei körperlicher Anstrengung – wie beim Heben von schweren Lasten, Husten, Niesen, Lachen usw. –, ist wahrscheinlich der Schließmuskel der Blase betroffen. Das kann passieren, wenn die Harnwege entzündet sind, bei Erkrankungen der Vorsteherdrüse und nach Erkrankungen oder Verletzungen von Rückenmark oder Gehirn. Die Therapie des Urologen richtet sich nach der Ursache: Liegt dem Tröpfeln eine Prostataerkrankung oder Verletzung zugrunde, kann eine Operation helfen. Probleme, die in Gehirn oder Rückenmark lokalisiert sind, können mit entkrampfenden Medikamenten (z. B. Anticholinergika) oder chirurgisch (künstlicher Harnausgang) gelindert werden.

Der Wassertank

Maximale Blasenfüllmenge: 0,2 bis 0,5 Liter

Abflussgeschwindigkeit: 0,2 bis 0,25 Liter in zehn Sekunden

Abflussdauer: 15 bis 30 Sekunden

Abflussfrequenz: 5- bis 6-mal pro Tag

Maximale Urinstrahlweite: mehr als drei Meter

Urinfarbe: gelb

Der *Pannendienst* für Männer

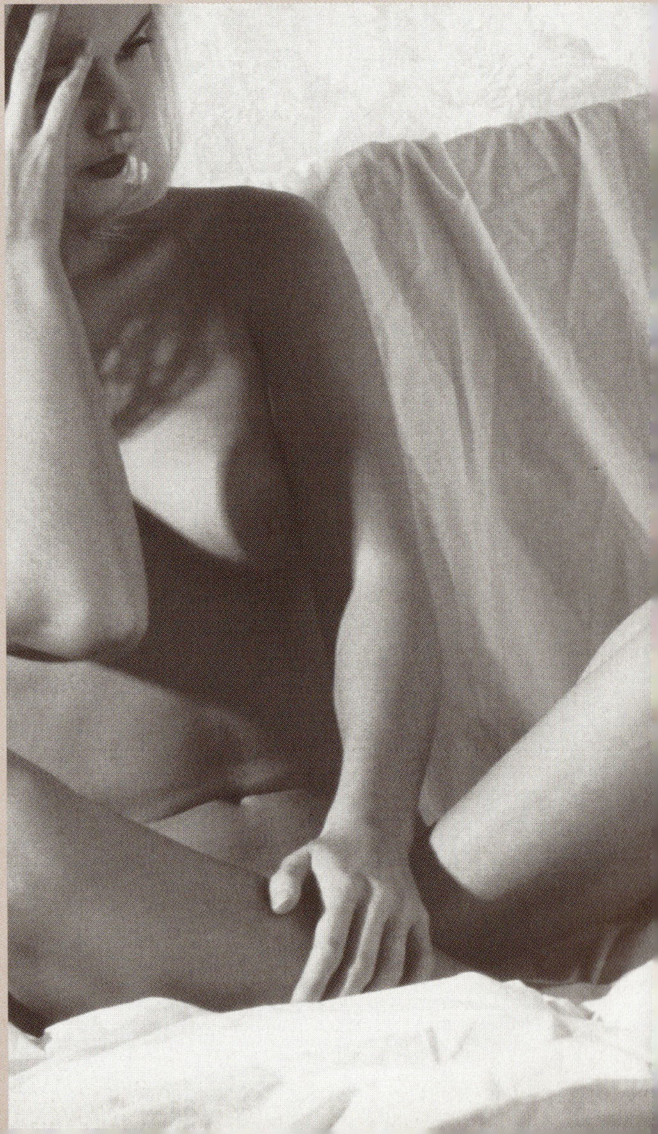

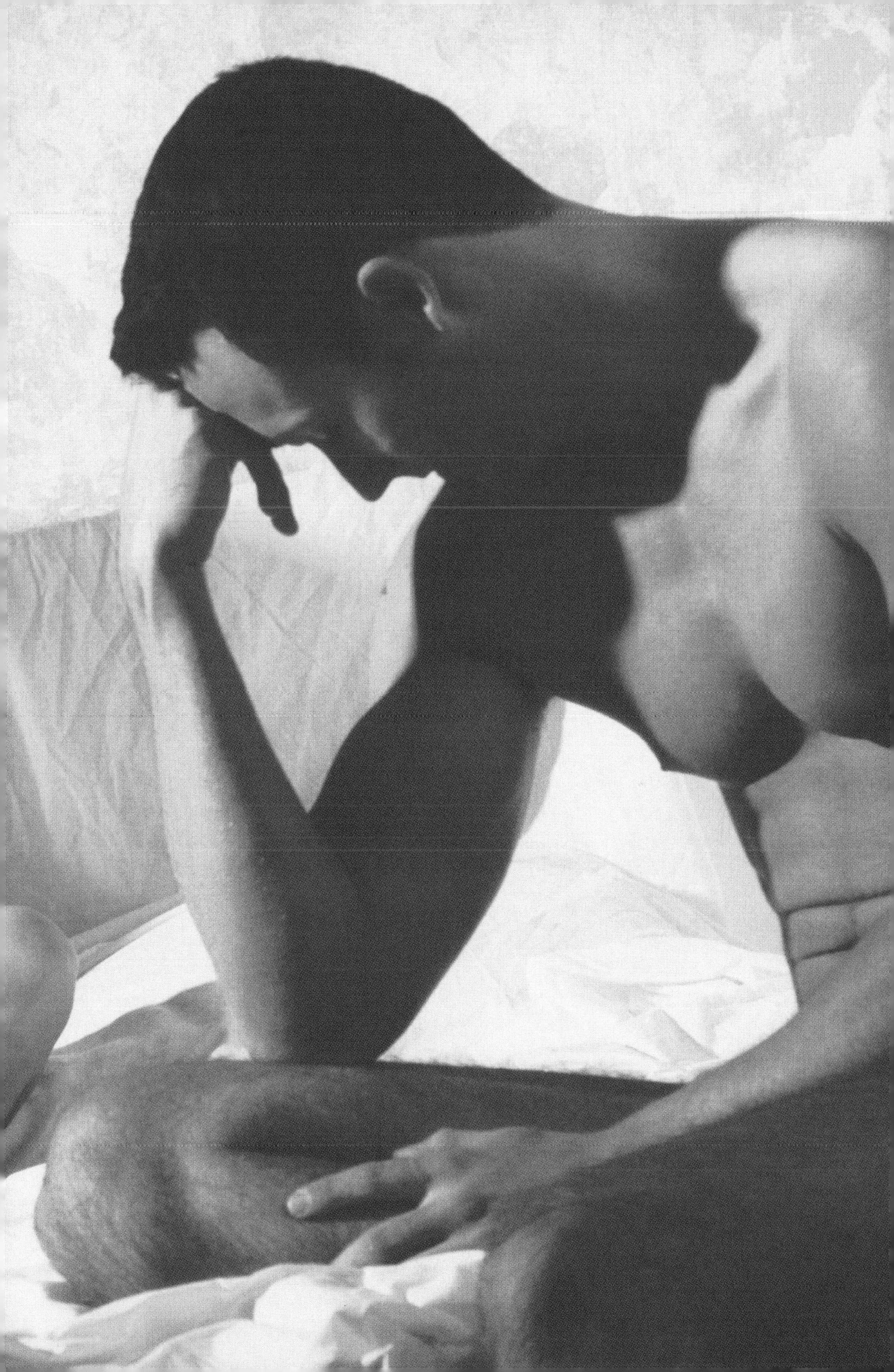

Gefahren für den Penis

Die Messlatte für die eigene Persönlichkeit verdient es, gut behandelt zu werden. Wer nicht tagelang in ausgebeulten Hosen und mit Schmerzen zwischen den Beinen herumlaufen oder als Notfall ins Krankenhaus eingeliefert werden möchte, sollte folgende Fehler vermeiden.

Tätlichkeiten: (R)unterdrücken bei Morgensteife

Immer sachte: *Wer den erigierten Penis gewaltsam herunterdrückt, ruiniert den Halteapparat des Penis.*

Wenn Sie morgens pinkeln wollen, warten Sie ab, bis die Morgenerektion sich verflüchtigt. Wer den Penis gewaltsam herunterdrückt – ihn zum U-Turn zwingt –, der ruiniert den Halteapparat des Penis. Das sind lange sehnenartige Bänder, die eine stabile Erektion ermöglichen. Werden diese Bänder strapaziert, leiern sie aus. Die Folge: kurzfristig Schmerzen und Schwellungen, langfristig instabile Erektionen: Eindringen, ohne die Hände zu Hilfe zu nehmen, wird dann schwierig.

Übereilt: Der gemeine Reißverschluss

Wussten Sie, dass die meisten Unfälle durch Einklemmen nicht beim Schließen, sondern beim Öffnen des Reißverschlusses passieren? In diesem Fall dürfen Sie nicht herumpfriemeln. Ziehen Sie den Verschluss mit einer raschen, aber sachten Bewegung in die Richtung, aus der er kam. Ist Hodensack oder Vorhaut befreit, versuchen Sie die Schwellung (und/oder Blutung) mit kühlen Umschlägen in den Griff zu kriegen. Bei größerer Verletzung suchen Sie die urologische Aufnahme des nächsten Krankenhauses auf. Möglicherweise braucht die Wunde zum Heilen einige Stiche.

Materialfehler: Falsches Gleitmittel

Klarer Fall: *Nur wo Gleitmittel draufsteht, ist auch Gleitmittel drin.*

Gut geglitten ist fast gewonnen. Aber lassen Sie die Finger von Haushaltsartikeln wie Reinigungsmitteln, etwa Scheuermilch, und Hygiene- und Kosmetikartikeln wie Gesichtscremes, Deos, Haargels sowie Haarentfernungsmitteln. Besonders Haargel kann allergische Reaktionen und Irritationen wie chemische Verbrennungen zweiten Grades verursachen. Merke: Gleitmittel nur benutzen, wenn auch Gleitmittel draufsteht. Selbst nach Ladenschluss haben Sie die Möglichkeit, in einer Notdienst-Apotheke Gleitcreme zu erstehen. In Großstädten warten außerdem

Sexshops oft rund um die Uhr auf Kunden. Auch im Internet wird man fündig.

Brechstange: Wilde Positionswechsel

Ein lautes Knacken und der einschießende schlimmste Schmerz Ihres Lebens sind untrügliche Zeichen für einen Penisbruch. Blut fließt nach außen unter die Haut, und der Penis schwillt an wie eine Aubergine. Ein Drittel aller Penisbrüche geschehen beim Liebesakt. Meist passiert es, wenn die Stellung plötzlich geändert wird oder unkontrollierte Richtungswechsel vollzogen werden – besonders, wenn die Frau obenauf sitzt. Achten Sie darauf, dass Ihre Partnerin sich nicht mehr als eine Handbreit erhebt, um sich wieder auf Sie zu setzen. Bitten Sie sie auch, sich nicht gegen die Erektionsrichtung zu lehnen, solange Sie noch in ihr sind. Und ziehen Sie sich zurück, bevor Sie mit Ihrer Partnerin die Position wechseln.

Vor allem: Ein Penisbruch ist ein echter Notfall! Zögern Sie nicht, ins Krankenhaus zu fahren, wenn Sie das Ziel verfehlt und stattdessen das Schambein Ihrer Partnerin getroffen haben. Und, da sehr wahrscheinlich operiert werden muss, dürfen Sie nichts mehr essen oder trinken (wegen der Narkose). Nach der rettenden Operation werden Sie sich ca. sechs Wochen lang schonen müssen. Wenn nicht umgehend operiert wird, kann es zu bleibenden Erektionsstörungen, wenigstens aber zu bleibenden Penisverkrümmungen, kommen.

Natürlich: Abenteuer Wildnis

Wer in der freien Natur die Hosen auszieht, setzt seinen Penis aufs Spiel. Besonders bei einer Erektion ist die Penishaut sehr dünn und sonnenempfindlich. UV-Licht (von Sonne oder Solarium) macht diese Haut schrumpelig, stellenweise hart und mindert die Berührungsempfindlichkeit. Auch Brennnesseln sind dem Penis nicht zuträglich. Sie sind zwar nicht wirklich gefährlich, aber ein Ausschlag an einer Stelle, die Sie nicht in der Öffentlichkeit kratzen können, ist ziemlich unangenehm. Schließlich sind da noch die Mücken, die kein bisschen wählerisch sind, wenn es ums Stechen geht. Eine allergische Dauererektion ist nicht so gut, wie sie sich anhört. Cremen Sie sich vorher mit Insektenschutzmittel ein, wenn Sie unbedingt nackt schlafen wollen.

Bissig: Kontrolliertes Vertrauen

Zurückhaltung: Seien Sie gewarnt vor dem Mund von Frauen, denen Sie nicht vertrauen.

Über den Missbrauch von wehrlosen Haushaltsgeräten wie Staubsaugern wollen wir uns lieber ausschweigen. Aber seien Sie gewarnt vor dem Mund von Frauen, denen Sie nicht vertrauen. Besonders wenn sie zu zornigen Ausbrüchen und Handgreiflichkeiten neigen, sollten Sie auf einen Blow-Job eher verzichten und Ihre Aufmerksamkeit auf zahnfreie Areale beschränken. Dem urologischen Berufsstand sind Fälle bekannt, bei denen die Sexualpartnerin Teile des Penis abgebissen hat. Und versuchen Sie auch keinen Oralsex im fahrenden Auto, besonders dann nicht, wenn Sie selbst fahren.

In der Klemme: Sperren ohne Ball

Auch wenn es plötzlich eng wird und Sie weder vor noch zurück können: Keine Panik, der Penis wird nicht verletzt. Dieser Albtraum, dass der Penis plötzlich im Würgegriff der Vagina steckt, kommt seltener vor als befürchtet. Für viele Fachleute ist der so genannte Scheidenkrampf sogar ein Mythos, der nur in Witzen stattfindet. Andere vermuten, dass Beziehungsprobleme oder andere nicht verarbeitete Erlebnisse der Partnerin einen Krampf des unteren Scheidendrittels auslösen. Wer krampflösende Zäpfchen (z. B. Buscopan) in Reichweite hat, die er der Partnerin (in den Po!!!) einführen kann, ist bald aus dem Schneider. Auch ein überraschendes Zwicken in den Po der Partnerin kann durch den Schreck erst ein Zucken, dann ein Entspannen der Muskulatur bewirken.

Allergiegefahr: Roter Teufel

Ist die Eichel wund und gerötet, dann haben Sie entweder viel Ausdauer oder eine Allergie gegen das Verhütungsmittel (Kondom, Schaumpräparate, Scheidenzäpfchen oder Gels). Steigen Sie um auf ein anderes Verhütungsmittel und/oder in ein anderes Kondom, etwa das hypoallergene, latexfreie Durex Avanti. Notfallmäßig können Sie die Schmerzen lindern, indem Sie Bepanthen-Wundsalbe (Wirkstoff: Dexpanthenol) auftragen oder «die Problemzone in ein großes Glas mit handwarmem Kamillentee hängen», rät Dr. Markus Graefen, Urologe am Hamburger Universitätskrankenhaus. Halten die Schmerzen an, sollten Sie einen Urologen konsultieren, da sich hinter Schmerz und Rötungen auch Pilze oder andere übertragbare Geschlechtskrankheiten verbergen können.

Reibung: Gleitender Wechsel

Der Penis gleitet nicht richtig, sondern reibt und schmerzt beim Up-and-Down. Probleme in der Beziehung, zu kurzes oder gar kein Vorspiel – und die Säfte versiegen. Sie oder Ihre Partnerin sind dann nicht feucht genug, der Penis gleitet schlecht, und Haut reibt auf Haut. Auch beim Analverkehr kann reibungsloser Sex ausbleiben.

Bereden Sie eventuell vorhandene Probleme, oder streiten Sie sich mal so richtig! Auch sanftere Formen des Vorspiels öffnen Tür und Tore. Ist trotzdem Ebbe, kann man auf spezielle Gleitmittel zurückgreifen. Insbesondere beim Analsex wird man nur selten ohne Gleitmittel auskommen. Achtung: Verwenden Sie nur wasserlösliche Gleitcremes (mit Glyzerin, Silikon oder auf Kiwi-Basis), die Sie in Apotheken und in Sexshops bekommen. Vaseline, Babyöl, Handcreme, Lotionen und dergleichen zerstören das Kondom, das absolute Muss beim Analsex. Denn ganz gleich, wie gesund oder monogam Ihre Partnerin ist, die Infektionsgefahr ist – und nicht nur für HIV, sondern auch und insbesondere für Pilze und/oder Hepatitis C und B – extrem hoch!

Überlastung: Ruhepausen einhalten

Wer am liebsten zu heftig und zu häufig onaniert, und das mit oder ohne Partner, den können Schmerzen und Rötungen der Eichel und/oder der Vorhaut ereilen. Comic-Autor Walter Moers rät solchen Akkordarbeitern: «Es gibt drei große Augenblicke im Leben eines gläubigen Menschen: die erste Kommunion, die erste Masturbation und die letzte Absolution ... Fallen ... Sie nicht über Ihren Schwanz her wie Hitler über Polen – seien Sie einfühlsam ... Schieben Sie zärtlich seine Vorhaut zurück, knuddeln Sie Ihre Hoden ...» Ähnliches gilt für den Sex zu zweit oder zu mehreren – wenigstens hin und wieder, damit sich Ihr Kardinalstück erholen kann.

Warnsignale:
Ein juckender Penis, außerdem starker Durst und häufiges Austreten sind typische Anzeichen einer beginnenden Zuckerkrankheit.

Juckreiz: Süße Gefahr

Ein juckender Penis, außerdem starker Durst und häufiges Austreten sind typische Anzeichen einer beginnenden Zuckerkrankheit (Diabetes mellitus). Übergewicht und Diabetes-Fälle in der Verwandtschaft sind Risikofaktoren hierfür. Per Teststreifen aus der Apotheke (z. B. S-Glucotest, drei Urin-Teststreifen für ca. 80 Cent aus der Apotheke) kann man einen Zuckertest machen. Fällt der Test positiv aus, ist ein Arztbesuch unbedingt notwendig. Denn unbehandelt führt Diabetes zu Nieren-, Augen-, Gefäß- und Nervenschäden. Besonders Letztere führen bei jedem zweiten Diabetiker auch zu Potenzstörungen.

Mangelnde Pflege: Peniskrebs

Erstes sichtbares Zeichen von Peniskrebs ist meist ein roter Fleck an Penisspitze oder Vorhaut, der größer und geschwürig wird. Später können Schmerzen, Ausfluss und Blutungen auftreten. In Europa ist Peniskrebs mit nur zwei Prozent aller Krebserkrankungen sehr selten, kommt aber vor. Meist haben sich über viele Jahre Schmutz und Smegma unter der Vorhaut angesammelt und waren eine Brutstätte für Krebs verursachende Viren. Täglich seine Vorhaut und Eichel zu reinigen reicht meist aus, um das Risiko auf null zu senken. Ansonsten sollte man nicht warten, bis der Fleck größer wird, sondern sofort den Arzt aufsuchen. Eine Operation mit nachfolgender Strahlentherapie oder eine Laserbehandlung lässt sich selten umgehen. Bei rechtzeitiger Behandlung werden 80 bis 90 Prozent aller Männer mit Peniskrebs auf Dauer geheilt. Und in vielen Fällen bleibt Sex auch nach einer Operation möglich.

Pannenhilfe für die Partnerin

Der schönste Sex wird noch schöner, wenn eine Frau mit im Spiel ist. Allerdings können auch bei Ihrer Partnerin Ausfälle vorkommen, bei denen selbst «Gelbe Engel» vom ADAC machtlos wären. Hier lesen Sie, wie Sie sie flottkriegen, wenn es mal «unrund» läuft.

Kein Orgasmus: «Das Wort ‹Orgasmus› kommt nicht von ‹müssen›. Es ist eher mit der Orgie verwandt», schreibt Hanjo Schmidt in seinem Buch «Klitoral ... vaginal ... ganz egal!» Etwa jede zweite Frau kann nur zum Höhepunkt kommen, wenn sie sich selbst befriedigt oder sich während des Geschlechtsverkehrs zusätzlich stimuliert. Liebkosen Sie ihren Körper mit Händen, Lippen und Zunge. Bitten Sie sie, Ihnen zu zeigen, wie sie es sich selbst macht. Das ist hocherotisch, und so mancher kann dabei lernen, worauf es ankommt, und dies später übernehmen.

Schmerzen: Beim so genannten Vaginismus, der das Einführen des Penis unmöglich macht, hilft meist nur eine Sexualtherapie. Wenn es jedoch sonst immer klappt, könnte es an sexueller Erregung bei ihr mangeln. Auch hier gilt: 90 Prozent der Lust spielen sich in der Phantasie ab. Zehn Prozent bestehen aus

Reibung. Stellen Sie alle Gedanken auf Lust ein, und entwerfen Sie eine pornographische Geschichte. Das steigert die erotische Kreativität. Und: Denken Sie an Gleitmittel, die Sie in Apotheken, Sexshops und Bodyshops bekommen.

Sperma-Allergie: Nehmen Sie von vornherein ein Kondom. «Ist's bereits passiert, helfen gegen Jucken, Rötung und Schwellung an der Vagina ein Kamillensitzbad oder Waschlotionen auf Molkebasis», empfiehlt der in Hamburg niedergelassene Gynäkologe Dr. Olaf Stoltze. Wenn beides nicht zu bekommen ist, hilft es, mit klarem lauwarmem Wasser zu spülen. Langfristig kann auch eine Hyposensibilisierung helfen.

Latex-Allergie: Natur pur ist doch einfach besser. Ein guter Grund, von Kondomen auf ein anderes Verhütungsmittel umzusteigen, beispielsweise auf Pille, Pessar oder Persona. Letzteres ist ein Verhütungscomputer, mit dem die Frau durch tägliche Hormonmessung mit Urintests ihre fruchtbaren bzw. unfruchtbaren Tage bestimmen kann. Die Sicherheit beträgt 94 Prozent – laut einer Herstellerstudie an 710 Frauen. Nebenwirkungen gibt's keine. Kosten: 75 Euro, danach monatlich ca. 13 Euro für die Teststäbchen. Bei neuen Bekanntschaften können – um ansteckende Krankheiten zu vermeiden – auch latexfreie Kondome (z. B. Avanti von Durex) zum Einsatz kommen.

Gefahren für die Hoden

Die Hoden haben zwar nicht ganz so viel Sex-Appeal wie der Penis, aber sie produzieren Samenzellen und männliche Sexualhormone, ohne die der Penis nur halb so attraktiv wäre. Allein dafür verdienen sie regelmäßige Pflege und Beachtung – und das nicht erst, wenn sie sich durch Schmerzen melden.

Schlagseite: *Nur selten sind beide Hoden gleich. In 85 Prozent aller Fälle hängt der linke tiefer.*

Tiefer gelegt: Das Herz schlägt links

Ihr linker Hoden ist größer als der rechte und hängt tiefer?

Willkommen im Club! Denn damit sind Sie voll im Trend. Nur selten sind beide Hoden gleich. In 85 Prozent aller Fälle hängt der linke tiefer, was jedoch keinen Krankheitswert hat.

Verlorener Sohn: Ein Hoden fehlt

Frühwarnung: *Ihr Risiko, an Hodenkrebs zu erkranken, kann sich durch einen Hodenhochstand, der bis nach dem zweiten Lebensjahr anhielt, um das Zwei- bis Vierfache erhöhen.*

Das ist nicht halb so spaßig, wie sich's anhören mag. Ein fehlender Hoden ist eine ernste Angelegenheit. Eine gründliche Fahndung wird wahrscheinlich ergeben, dass er sich noch im Bauchraum befindet (Hodenhochstand, Hodenektopie) und gar nicht erst in den Hodensack abgestiegen ist, was er besser hätte tun sollen. Normalerweise ist dieser Vorgang bereits im Mutterleib abgeschlossen. Wenn nicht, sollte spätestens bis zum zweiten oder dritten Lebensjahr eine chirurgische Korrektur erfolgen. Lässt der Hoden sich dagegen doch gelegentlich zum Hodensack herab, dann handelt es sich um ein besonders empfindliches Exemplar: Der Gleit- bzw. Pendelhoden zieht sich nämlich bei Kälte und seelischer Anspannung nach oben zurück und damit aus der Affäre. Ein Hoden kann sich aber auch angeborenermaßen verirrt haben. In der Leistenbeuge, an der Wurzel des Penis oder über einem Oberschenkel kann man ihn ertasten. Was Sie tun sollen? Verklagen Sie Ihren Kinderarzt, wenn Sie ihn finden können – oder Ihre Eltern. Denn in diesen Fällen ist die Fruchtbarkeit herabgesetzt und das Hodenkrebsrisiko (s. u.) erhöht.

Krebsvorsorge: So tastet man seine Hoden ab

- Wie groß Ihr persönliches Risiko auch sein mag, Vorsorge ist einfach: Tasten Sie ab dem 15. Lebensjahr regelmäßig Ihre Hoden selbst ab.
- Einmal im Monat sollten Sie nach einem heißen Bad oder einer heißen Dusche – wenn der Hodensack entspannt ist – nacheinander beide Hoden vorsichtig mit den Fingern abtasten.
- Die Hoden sollten glatt und oval sein und sich wie ein hart gekochtes Ei ohne Schale anfühlen.
- Unter leichtem Druck tastet man nach Schwellungen des Hodens, harten Stellen oder Knoten, die sich anders anfühlen als das umgebende Gewebe. Doch keine Panik: Bei der Erhöhung hinter jedem Hoden handelt es sich um die Nebenhoden.
- Jegliche Veränderungen und eventuell schmerzlose Verhärtungen des Hodensackes oder eines Hodens können – müssen aber nicht – deutliche Hinweise auf Hodenkrebs sein.
- In seltenen Fällen kommt es auch zu einer Vergrößerung der Brüste und dem Verlust von Bauch und Schamhaaren.
- Lassen Sie sich bei erhöhtem Risiko zusätzlich alle halbe Jahre vom Arzt

untersuchen. Beim geringsten Verdacht sofort zum Urologen, der kann durch eine Ultraschalluntersuchung recht zuverlässig einen Verdacht abklären. Und ab dem 40. Lebensjahr sollte man einmal im Jahr zur Vorsorgeuntersuchung gehen.

Hodenkrebs: Wie hoch ist Ihr Risiko?

Hodenkrebs ist die gefährlichste Hodenerkrankung und stellt bei Männern zwischen 25 und 34 Jahren die häufigste Krebsart dar. Unbehandelt führt Hodenkrebs nach etwa ein bis zwei Jahren zum Tod. Wird der Krebs dagegen rechtzeitig entdeckt, ist er in 97 Prozent aller Fälle heilbar. Übrigens: Der Verlust eines Hodens kann durch eine Silikonprothese ausgeglichen werden. Ein gesunder Hoden reicht für die Samen- und Hormonproduktion.

- Ihr Risiko, an Hodenkrebs zu erkranken, kann sich durch einen Hodenhochstand, der bis nach dem zweiten Lebensjahr anhielt, um das Zwei- bis Vierfache erhöhen.
- Es «verzehnfacht sich, wenn Ihr Bruder an Hodenkrebs erkrankt ist», sagt Dr. Heiko Becher vom Deutschen Krebsforschungszentrum in Heidelberg.
- «Auch nach einer Beseitigung des Hodenhochstandes besteht ein bis zu 30 Prozent erhöhtes Risiko für Hodenkrebs», so Professor Hans-Udo Eickenberg aus Bielefeld.
- Einen überraschenden Risikofaktor für Hodenkrebs brachte jüngst eine kanadische Studie ans Licht: Ein hohes Maß an körperlicher Belastung erhöht danach bei Jungen und jungen Männern das Hodenkrebsrisiko um 70 bis 85 Prozent. Grund könnte eine durch Sport verursachte Verspätung der Pubertät sein.
- Männer, die im Bergbau sowie in der Papier-, Leder- oder Druckindustrie arbeiten, haben ein zwei- bis vierfach erhöhtes Risiko, an Hodenkrebs zu erkranken. Das ergab eine Studie von Bremer Forschern, die 269 Patienten mit Hodentumoren und 779 Kontroll-Männer untersuchten.

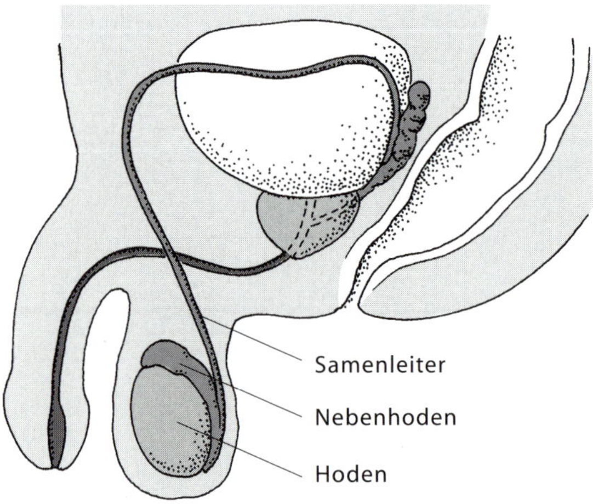

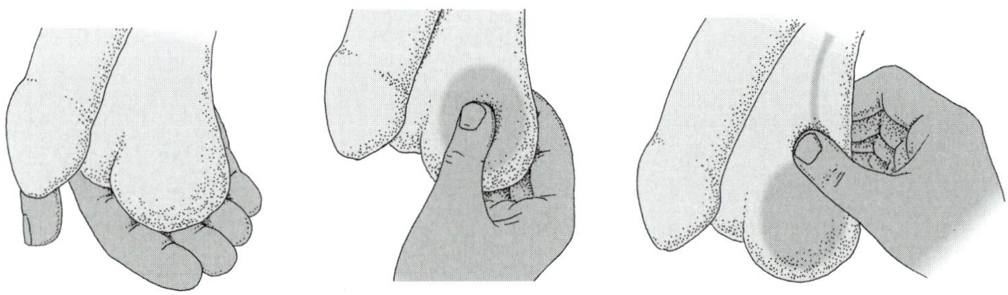

Abb. 11 > Wie man seine Hoden selbst untersucht

Sie sollten diese drei einfachen Schritte wenigstens einmal im Monat durchführen. Der beste Zeitpunkt ist beim Baden oder unter der warmen Dusche, da sich der Hodensack dann entspannt.

1. Nehmen Sie den Hodensack in die Hand, und machen Sie sich mit Größe und Gewicht beider Hoden vertraut.
2. Untersuchen Sie jeden Hoden, indem Sie ihn zwischen Ihren Fingern und Daumen rollen. Üben Sie dabei leichten Druck aus, um nach Knoten, Schwellungen oder Veränderungen der Festigkeit zu tasten.
3. Auf beiden Hoden sitzen die Nebenhoden, die die Spermien zum Penis transportieren, also keine Sorge, wenn Sie diese entdecken – das ist normal.

Steinschlag: Omelette oder Rührei?

Verpackungs-verordnung: *Die empfindlichsten Teile des Mannes brauchen besonderen Schutz – vor allem beim Sport. Denn Hoden sind nicht stoßfest.*

Stöße beim Sex und andere Unfälle können einen vernichtenden Schmerz im Hoden auslösen. Klingen die Schmerzen nach einer Stunde ab, dann lag eine harmlose Prellung vor. Ein Eisbeutel, in ein Handtuch eingewickelt und am rechten Platz, lindert die Schmerzen. Blutet es in den Hodensack hinein, handelt es sich um einen Blutbruch. Bei länger anhaltenden Schmerzen oder Bluterguss kühlen Sie weiter, und gehen Sie sofort zum Urologen oder einer Notaufnahme, um Spätfolgen wie Unfruchtbarkeit zu vermeiden. Wenn Sie Glück haben, kommen Sie mit Kühlen davon. Wie ein blauer Fleck anderswo auch wird der Hodensack seine Farbe schillernd und stetig ändern, bis er nach Tagen oder Wochen wieder in seiner ursprünglichen Farbe glänzen kann.

Gut gepolstert: Schutzkleidung

Es wird dringend empfohlen, bei Sportarten, die Laufen, Springen oder schnelle Bewegungen erfordern, einen engen Slip zu tragen. Diese Vorrichtung hält die Hoden nahe an den tragenden Teilen der Karosserie und schützt sie vor Erschütterung.

Um sich vollkommen zu schützen, sollte man Suspensorien anlegen: Suchen Sie beim Fachhandel für Ringer- oder Eishockeybedarf. Neben den traditionellen Modellen für Ringer gibt es auch noch «weiche» Schalen aus Gummibeschichtung (gut für Sportarten ohne Körperkontakt wie Volleyball) und konische Hartschalen, die anatomisch und deshalb bequemer geformt sind.

Starke Schmerzen: Entzündung der Hoden

Gelegentliches Zwicken ist normal, und alles, was nach kurzer Zeit vorübergeht, ist kein Grund zur Beunruhigung. Aber anfangs erträgliche, zunehmend heftiger werdende Schmerzen, Schwellung, die ein Schweregefühl hervorruft, Rötung des Hodensackes und möglicherweise Fieber deuten auf eine Entzündung des Hodens (med.: Orchitis) mit Krankheitserregern hin, die auf dem Blutweg dorthin gelangen. In diesem Fall sind beide Hoden betroffen. Ist nur ein Hoden angeschwollen und schmerzt, dann hat sich die Entzündung von einem Nebenhoden auf den Hoden ausgebreitet. Ein gezielter Schutz vor einer Entzündung der Hoden mit Keimen ist nicht möglich. Kühlung und Bettruhe verringern die Schmerzen. Der Arzt wird Antibiotika verschreiben, um Ihre Fruchtbarkeit zu retten.

Ungeschickte Drehung: Plötzlicher Schmerz

Kommt es zu plötzlich einschießendem, vernichtendem Schmerz im Hoden, eventuell von Übelkeit und Erbrechen begleitet, haben Sie sich vermutlich die Hoden verdreht (Hodentorsion), was fast nur Kinder und Jugendliche trifft. Abrupte Bewegungen beim Sport oder im Schlaf können zu einer Verdrehung des Gefäßstiels der Hoden führen. Dabei wird die Frischblut zuführende Arterie abgeklemmt. Die Torsion muss innerhalb von zwei Stunden operiert werden, sonst ist dem Hoden nicht mehr zu helfen!

Ausfluss und Schmerz: Nebenhodenentzündung

Wenn an einem Hoden ziehende Schmerzen auftreten, dazu ein harter Knoten auf der Rückseite des Hodens tastbar ist und Ausfluss aus dem Penis sickert, handelt es sich vermutlich um eine Nebenhodenentzündung (med.: Epididymitis). Zusätzlich schwellen Hoden und Hodensack meist an und werden berührungsempfindlich, außerdem stellen sich Fieber, Übelkeit und Brechreiz ein. Das Gewebe der Nebenhoden, in denen der Samen von den Hoden zu den Samenleitern transportiert wird, ist entzündet. Die Entzündung entsteht oft ohne besonderen Grund. Aber auch Tripper, Harnröhrenentzündungen, Entzündungen der Vorsteherdrüse oder ein Dauerkatheter können eine Nebenhodenentzündung auslösen. Besuchen Sie bald einen Urologen. Er wird den Ausfluss untersuchen, um eine Geschlechtskrankheit oder eine Harnleiterentzündung auszuschließen. Die Antibiotika, die er Ihnen verschreiben wird, sind Gold wert. Ältere Männer sollten dabei mit so genannten Fluorchinolonen behandelt werden, empfiehlt der Urologe Professor Wolfgang Weidner aus Gießen. Mykoplasmen, die Bakterien, mit denen meist jüngere Männer infiziert sind, werden dagegen besser mit so genannten Makrolid-Antibiotika bekämpft. Denn eine Nebenhodenentzündung kann leicht auf die Hoden übergreifen und so Ihren Wunsch nach eigener Familie vereiteln.

Zur Verbesserung der Fruchtbarkeit rät Professor Weidner Betroffenen, vermehrt zu ejakulieren, weil dadurch die Bakterienkonzentration im Ejakulat abnimmt.

Sackschwellung: Krampfadern

Weitgehend harmlos: Krampfadern treten zu 90 Prozent am linken Hoden auf.

Zunächst wird eine harmlose Schwellung des Hodensackes ohne Schmerzen bemerkt, und verdickte Adern (medizinisch: Varikozelen) können hinter den Hoden getastet werden. Erst über Monate entwickelt sich ein leichter Schmerz. Es handelt sich um vergrößerte, gestaute Blutgefäße, wie sie als Krampfadern an den Beinen älterer Menschen vorkommen. «Krampfadern treten zu 90 Prozent am linken Hoden auf», sagt Professor Porst. «Man findet sie bei jedem zehnten Mann, sie sorgen aber nur gelegentlich für Schmerzen, z. B. wenn man lange steht.» Wenn Sie

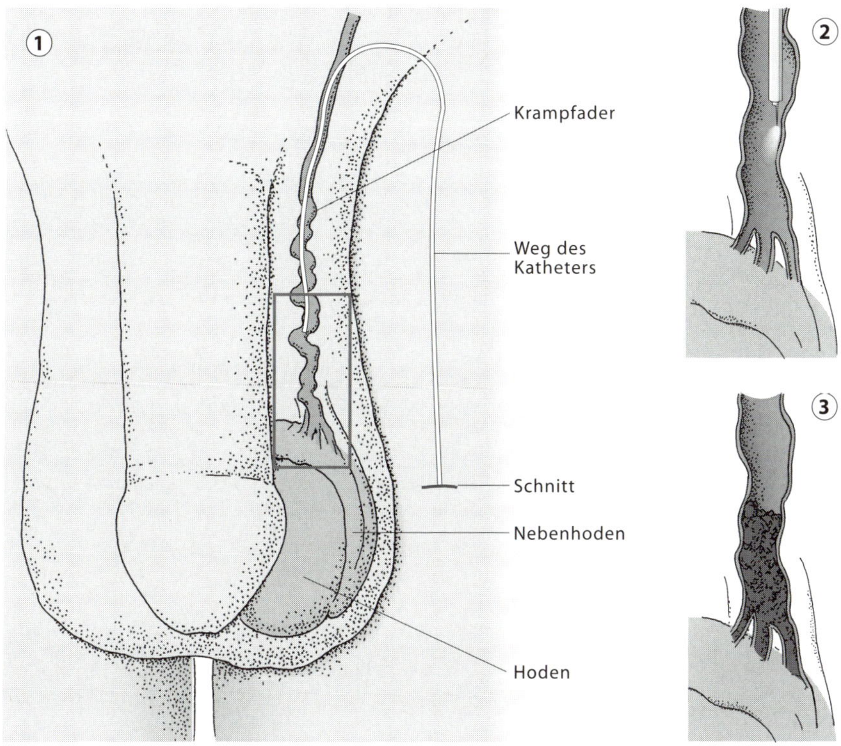

Abb. 12 > Krampfadern veröden
Sie erhöhen die Temperatur der Hoden und sind deshalb eine häufige Ursache für männliche Unfruchtbarkeit: Krampfadern im Hodensack, medizinisch: Varikozelen. Statt der bisher üblichen operativen Entfernung der Blutgefäße reicht heutzutage oft eine Verödung. Dazu wird ein Katheter durch einen Schnitt am Bein zur Krampfader geschoben (1).
Dann wird eine chemische Substanz, die das Blut gerinnen lässt, injiziert (2). So wird die Ader dauerhaft lahm gelegt (3). Die Wunde muss nicht genäht werden, ein Pflaster genügt.

keine Kinder (mehr) wollen, gibt es keine medizinische Notwendigkeit, diese Krampfadern zu behandeln. Wollen Sie jedoch Ihre Erbanlagen noch weitergeben oder stellt die Krampfader ein kosmetisches Problem dar, kann ein kleiner chirurgischer Eingriff sehr hilfreich sein.

Neben der lange Zeit üblichen Methode, die Krampfader operativ zu entfernen, gibt es jetzt ein neues Verfahren, das nach Studien der University of British Columbia in Vancouver genauso erfolgreich ist, bei der die Genesungszeit aber nur ein Sechstel, verglichen mit einer normalen OP, beträgt. Dabei wird durch einen Schnitt am Bein ein Katheter zur Krampfader geschoben. Dann wird eine chemische Substanz, die Schorfbildung verursacht, injiziert, was die Ader dauerhaft lahm legt. Die Wunde muss nicht genäht werden, ein Pflaster reicht.

Beule in der Beuge: Leistenbruch

Unters Messer: *Ein Leistenbruch muss operiert werden, weil sonst eingeklemmte Darmabschnitte einen Darmverschluss verursachen können.*

Schwaches Bindegewebe reißt in der Leistenregion ein, Darmschlingen wölben sich darunter hervor. Jedes Jahr sehen oder ertasten hierzulande rund 120 000 Männer eine solche Vorwölbung in der Leistenregion, klagen über brennende Schmerzen rund um den Hodensack und die Hoden. Ein Teil verdankt seinen Leistenbruch einer vererbten Bindegewebsschwäche, der Rest hat ihn sich mit schweren Lasten «gehoben». Der Bruch muss operiert werden, weil sonst eingeklemmte Darmabschnitte einen Darmverschluss verursachen können. «Je nach Lage und Größe der Bruchlücke, dem gesundheitlichen Zustand und Wunsch des Patienten gibt es im Wesentlichen drei Operationsmethoden», sagt Dr. Elmar Gai, Leitender Chirurg an der Klinik Fleetinsel in Hamburg.

- Die klassische Operation mit Bauchschnitt (für junge Patienten mit kleinen Brüchen): Durch einen Schnitt an der Schamhaargrenze (fünf bis sieben Zentimeter) werden bei örtlicher Betäubung die Darmschlingen zurückgeschoben, die darüber liegenden Muskel- und Bindegewebsschichten miteinander vernäht. Das erzeugt Spannung, bereitet einige Tage Schmerzen. Sicherheitshalber muss man sich zwei Wochen schonen; volle Belastbarkeit ist nach 3 Monaten erreicht. Große Brüche mit einem Durchmesser von mehr als 5 cm sind für diese Technik nicht geeignet.
- Operation mit Bauchschnitt und Netzverstärkung (für alle, die sich rasch wieder voll belasten wollen): Durch einen Schnitt in die Bauchdecke über der «Bruchstelle» wird zwischen die drei Muskelschichten zur Verstärkung ein kleiner «Netz-Flicken» etwa der Größe 5 x 7 cm eingenäht (örtliche Betäu-

bung). Ergebnis: ein spannungsfreier, relativ schmerzarmer Verschluss. Die Patienten dürfen sich von Beginn an bis zur Schmerzgrenze belasten, volle Sportfähigkeit besteht etwa nach zwei Wochen.

- Operation durchs Schlüsselloch (endoskopisch, bei wiederholtem Leistenbruch und für kleine Narben). Leistenbrüche lassen sich auch durch winzige Einschnitte mit Mikroinstrumenten unter Monitorkontrolle operieren (Vollnarkose). Von der Innenseite des Bauchraumes her wird ein zirka 12 mal 15 Zentimeter großes Netz vor die Bruchlücke gelegt (weder vernäht noch verklebt). Vorteil: Geringe Schmerzen, kaum sichtbare Narben, volle Belastbarkeit oft nach zwei Wochen. Neue Berichte über mögliche Netzschrumpfung mahnen zur Zurückhaltung bei Erstoperationen und Jugendlichen.

Meistens schmerzlos: Wasserbruch

Dabei handelt es sich um eine Ansammlung bernsteinfarbener Flüssigkeit im Hodensack. Der Hodensack vergrößert sich, oft spürt man ein glattes, pralles Gebilde im Hodensack. Meistens verläuft ein so genannter Wasserbruch (med.: Hydrozele) schmerzlos. Er kann durch Verletzungen, Entzündungen oder Geschwülste entstehen. Lassen Sie sich mit einem simplen chirurgischen Eingriff Beschwerdefreiheit verschaffen, denn auch hier steht Ihre Zeugungsfähigkeit auf dem Spiel. Nach wenigen Tagen sind Sie wieder fit.

Langsamer Abschied: Schrumpfhoden

Ein oder beide Hoden schrumpfen zunehmend. Meist ist eine Verletzung oder Entzündung der Hoden vorangegangen. Dann schrumpft «nur» ein Hoden (medizinisch: Hodenatrophie). Verlieren jedoch beide Hoden an Größe und Pracht, dann ist eine Hormonstörung wahrscheinlich. In diesem Fall werden meist auch die Brüste größer, die Körperbehaarung nimmt ab. Das kann seine Ursachen in hohem Alkoholgenuss über Jahre, chronischen Leberschäden, Anabolikamissbrauch oder Hormonbehandlungen haben. Nach einem Hormontest lässt sich dieses Symptom schnell und wirksam behandeln.

Krank durch Sex?

Auf diese Erreger kann Ihr bestes Stück gerne verzichten.

Mehr als jedes andere Organ ist der Penis von Geschlechtskrankheiten bedroht, die von ästhetischer Beeinträchtigung bis hin zu starken Beschwerden mit schweren Funktionseinbußen führen können. Ein Kondom bietet für alle Eventualitäten den besten Schutz. Hat sich bei Ihnen dennoch etwas eingeschlichen, suchen Sie – am besten zusammen mit Ihrer Sexualpartnerin – einen Urologen oder Arzt für Haut- und Geschlechtskrankheiten auf.

Juckreizende Pilzinfektionen

Ein trockener, roter und juckender Ausschlag in der warm-feuchten Falte zwischen Hodensack und Oberschenkel ist ein untrügliches Zeichen einer Pilzinfektion. Später kommen auch offene, wunde Hautstellen vor, aus denen Flüssigkeit austritt: Es kommt zu Krustenbildung. «Sorgfältiges Waschen und gründliches Abtrocknen sowie Puder und Pilzsalben, in hartnäckigen Fällen auch Tabletten, sind die geeignete Behandlung», empfiehlt Dr. Haydar Karatepe vom Sexualmedizinischen Zentrum in Frankfurt am Main. Hausarzt oder Hautarzt sind geeignete Ansprechpartner.

Ausfluss durch Trichomonaden

Sexuell übertragen: *Trichomonaden verursachen milchigen Ausfluss aus der Harnröhre, Ziehen und Jucken am Penis, Nässen, Brennen sowie eine Entzündung der Eichel und der Prostata.*

Diese Parasiten werden meistens beim Geschlechtsverkehr, selten durch Sauna, Toiletten und Handtücher übertragen. Sie verursachen milchigen Ausfluss aus der Harnröhre, Ziehen und Jucken am Penis, Nässen, Brennen, Entzündung der Eichel und der Prostata. Kondome beim Sex und Hygiene mindern das Ansteckungsrisiko. Sind die Symptome schon aufgetreten, kann man selbst nichts tun, als zum Arzt zu gehen. Die Behandlung erfolgt mit Medikamenten und ist unproblematisch.

Ausgang verklebt: Chlamydien und Mycoplasmen

Eine Infektion mit diesen Erregern ist besonders häufig. Großer Harndrang und schmerzhaftes, erschwertes Harnlassen, schleimig-gelblicher Ausfluss aus der Harnröhre und morgens verklebter Harnröhrenausgang sind die Folgen. Beim Oralverkehr kann sich der Rachen der Partnerin und beim Analverkehr der Darm entzünden. Die Infektion verschwindet in etwa 50 Prozent der Fälle von selbst. Wenn sie es jedoch nicht tut, sind äußerst schmerzhafte Unterleibsentzündungen möglich. Dann droht wegen möglicher Schädigung der Samenleiter Unfruchtbarkeit. Ein Arztbesuch verhindert, dass sich die Infektion festbeißt. Die Behandlung mit Medikamenten dauert normalerweise zwei Wochen. Sexualpartner sollten immer mitbehandelt werden, sonst spielt man sich die Erreger im Wechsel zu. Bis zur Ausheilung muss auf Sex verzichtet werden.

Herdentiere: Feigwarzenviren

Wechselwarzen: *Zu viel Vertrauen in den Sexualpartner – kein Kondom beim Sex – erleichtert den Feigwarzenviren den Ortswechsel.*

Feigwarzenviren sind an kleinen, weichen, schmerzlosen rosa Warzenansammlungen auf der Vorhaut, an der Harnröhre, am Penisschaft oder am After zu erkennen. Zu viel Vertrauen in den Sexualpartner – kein Kondom beim Sex – erleichtert den Feigwarzenviren den Ortswechsel. Feigwarzenviren (Humane Papilloma-Viren) können bei Frauen vor allem Gebärmutterhalskrebs verursachen. «Es gibt eine einfache, schmerzlose Methode, Feigwarzen zu behandeln, und zwar mittels einer Salbe mit dem Wirkstoff Imiquimod. Sie stärkt die lokale Abwehr. Sie muss nur dreimal wöchentlich aufgetragen werden, ruft keine Rötungen und kein Brennen hervor und ist viel effektiver als bisherige Verfahren», empfiehlt der Frankfurter Experte Dr. Haydar Karatepe. Etwas radikaler wird man mit flüssigem Stickstoff, Laser oder Chirurgie dauerhaft von den Warzen befreit.

Blüht auf: Genitalherpes

20-Prozent-Hürde: *Bereits jeder fünfte Deutsche ist mit Genitalherpes-Viren infiziert.*

Mehrere flache, schmerzhafte Bläschen blühen meist auf Vorhaut oder Eichel, es kommt zur Rötung und Schwellung der betroffenen Region, später entstehen Krustenbildung und Geschwüre. Es treten Probleme beim Pinkeln, Erektionsstörungen, Fieber und geschwollene Lymphknoten in der Leiste auf.

Zurzeit ist schätzungsweise bereits jeder fünfte Deutsche mit Genitalherpes-Viren infiziert. Und 90 Prozent der Deutschen über 30 Jahre sind mit Lippenherpes-Viren infiziert. Beide Arten können sich auf dem Penis niederlassen. Herpes kann sexuell übertragen werden, und selbst Kondome bieten nur bedingten Schutz vor einer Infektion. Ein geschwächtes

Immunsystem, Stress, schwere Krankheiten, Verletzungen und Operationen können die Viren aus ihrem Winterschlaf wecken. Viren-Hemmer (z. B. Valaciclovir, Famciclovir) in Form von Tabletten und Salben können von den Bläschen befreien und die Zahl der Ausbrüche reduzieren. Dennoch wird man die Viren sein Leben lang nicht wieder los und bleibt dazu potentieller Überträger.

Die Klassiker: Tripper-Bakterien

Evergreen Tripper: *Die Gonorrhöe äußert sich durch brennende Schmerzen beim Wasserlassen und gelblich eitrigen Ausfluss aus der Harnröhre.*

Ungeschützter Geschlechtsverkehr ermöglicht den Trippererregern, den Gonokokken, sich nach Herzenslust zu verbreiten. Diese Bakterien können durch die unverletzte Schleimhaut hindurchwandern. Die Gonorrhöe äußert sich durch brennende Schmerzen beim Wasserlassen und gelblich eitrigen Ausfluss aus der Harnröhre. Später kann eine Entzündung der Prostata und der Nebenhoden folgen. Viele Betroffene haben aber dennoch keine Beschwerden. Die Gefahr, dass sie die Krankheit unbemerkt übertragen, ist dadurch besonders groß. Unbehandelt kann Tripper zu Blutvergiftung, Herzentzündung und Unfruchtbarkeit führen. Doch mit nur zwei Tabletten eines Antibiotikums ist man die lästigen Erreger schnell wieder los.

Gefährliche Geißel: Syphilis

Zuerst bemerkt man ein schmerzloses, bräunliches Geschwür auf Eichel oder Vorhaut, geschwollene Lymphknoten, ein Ziehen in den Gelenken, dazu Fieber, Mattheit und Kopfschmerzen. Später kommt bräunlicher Ausschlag auf Haut und Schleimhäuten hinzu, gelegentlich von Knötchen begleitet. Unbehandelt kann Syphilis (medizinisch: Lues venerea) zu Haarausfall, Leber- und Nervenschäden führen. Drei bis fünf Jahre nach diesen Anzeichen ist jedes Organ vom Befall der Krankheit bedroht: Gummiartige Knoten können an Haut, Leber, Gehirn und Hoden auftreten. Unbehandelt kann die Infektion weitere 20 bis 30 Jahre später zu fortschreitender Lähmung führen. Die Syphilis zählt zu den Geschlechtskrankheiten, die als venerische Krankheit (nach Venus, der römischen Göttin der Liebe) und als Lustseuche bezeichnet werden. Die Ansteckung erfolgt meist durch Küssen und ungeschützten Geschlechtsverkehr. Das Bakterium Treponema pallidum kann sogar durch intakte Schleimhäute ins Blut gelangen. Auch nach der Heilung kann man sich erneut infizieren. Jeder zehnte Unbehandelte stirbt an den Folgen. Selbsthilfe ist nicht möglich. Doch Antibiotika wie Penicillin können die Krankheit auch im fortgeschrittenen Stadium aufhalten und heilen.

Hart im Nehmen: Weicher Schanker

Verschiedenste beim Sex übertragene Bakterien können den weichen Schanker verursachen. Es bildet sich ein rundliches oder längliches weiches, linsengroßes, schmerzhaftes Geschwür mit zackigen hellroten Rändern an Eichel oder Vorhaut. Das Geschwür ist mit Eiter belegt. Auch die Lymphknoten in der Leistenbeuge vereitern und können sich durch die Haut nach außen entleeren. Ein Hautarzt oder Urologe kann schnell wirkende Antibiotika (Sulfonamide) verschreiben, um die Krankheit in den Griff bekommen.

Nachtaktiv: Krätzmilben

Diese Viecher werden durch bloßen Hautkontakt übertragen, bevorzugen im Allgemeinen den Genitalbereich. Sie graben ihre Gänge unter die Haut und vermehren sich dort. Besonders durch die Bettwärme werden sie aktiviert, Betroffene verspüren deshalb vor allem nachts den quälenden Juckreiz. Krätzmilben sind dem bloßen Auge nicht sichtbar. Eine schwefelhaltige Salbe, bei beiden Partnern im Problembereich aufgetragen, macht den Biestern den Garaus. Voraussetzung: der Gang zum Dermatologen, dem Facharzt für Hauterkrankungen.

Begeisterte Anhänger: Filzläuse

Blau machen: *Die Bisse der Filzläuse erkennt man als kleine blaue Flecken. Sie selbst kann man als ein bis zwei Millimeter große, gelbgraue Punkte auf der Haut sehen.*

Ekzemartige Veränderungen, mäßiger Juckreiz und kleine, bläuliche Flecken im Schambereich zeugen von einem Befall mit Filzläusen. Diese anhänglichen Tierchen besiedeln zwar gerne auch die Achselregion und die Brusthaare, am liebsten jedoch das Schamhaar. Ihre Bisse erkennt man als kleine blaue Flecken, die Übeltäter selbst sind als ein bis zwei Millimeter große, gelbgraue Punkte auf der Haut sichtbar. Ihre winzigen Eier werden an den Schamhaaren befestigt, wo man sie als Knötchen spüren kann. Filzläuse werden meist beim Sex, manchmal auch durch Kleidung und Bettwäsche, übertragen. Die erste adäquate Gegenmaßnahme besteht darin, Unterwäsche, Nachtzeug, Bettwäsche und Handtücher zu kochen oder reinigen zu lassen. Dann gehen Sie damit zum Arzt: «Rasieren Sie die Schamhaare, und lassen Sie sich ein

Gel namens Jacutin verschreiben», rät Hautarzt Dr. Stefan Kraußе aus Hamburg. Seifen Sie die zu behandelnde Hautpartie vor dem Einreiben gründlich ab, damit das Mittel wirken kann.

Gelbe Gefahr: Hepatitis B

Sie ist zwar eine Lebererkrankung, wird aber häufig beim Sex übertragen. Zu Beginn spürt man meist Schmerzen unter dem Rippenbogen und grippeähnliche Symptome, später sind juckender Hautausschlag und eine Gelbfärbung von Haut und Augenweiß charakteristische Anzeichen. Die Leberentzündung ist eine ernst zu nehmende Krankheit, die töten kann (in mindestens zwei Prozent der Fälle) und für die es keine Therapie gibt.

Man kann sich aber mit Kondomen effektiv gegen die Infektion mit dem HB-Virus schützen, das durch Kontakt mit Blut und Blutprodukten, Speichel, Urin, Samenflüssigkeit und Vaginalschleim übertragen werden kann. Eine wirksame Impfung kann vom Hausarzt verabreicht werden. Sie kostet rund 70 Euro.

Kondome schützen: Aids

HIV, das menschliche Immunschwäche-Virus, der Erreger des erworbenen Immunschwäche-Syndroms Aids, wird bei ungeschütztem Verkehr (auch beim Oralsex) durch Kontakt mit Blut, Sperma oder Vaginalsekret übertragen. Es ruiniert das Abwehrsystem, und Pilze, Grippeviren, Tuberkulosebakterien sowie Krebserkrankungen haben dann leichtes Spiel. Zwei bis vier Wochen nach der Ansteckung können grippeähnliche Symptome auftreten, die Lymphknoten schwellen an. Dann verschwinden diese Beschwerden für nur wenige Monate oder länger als zehn Jahre. In dieser Zeit kann schon ein banaler Schnupfen zur ernsten Gefahr werden. Mit einer Kombination von modernen Medikamenten kann der Ausbruch sehr lange hinausgezögert werden. Eine endgültige Heilung oder gar eine Impfung ist aber noch nicht in Sicht.

Sicherheitsdienst: *Kondome bieten einen fast 99-prozentigen Schutz vor Ansteckung.*

Kondome bieten einen fast 99-prozentigen Schutz vor Ansteckung. Lassen Sie einen Test durchführen, wenn Sie eine Infektion für möglich halten. Dieser wird von niedergelassenen Ärzten, Gesundheitsämtern und AIDS-Beratungsstellen sowie im Krankenhaus kostenlos und anonym durchgeführt. Der Test erkennt Infektionen, die älter als drei Monate sind. Bei positivem Test sind weitere Untersuchungen unbedingt zu empfehlen. Innerhalb der ersten 24 Stunden nach Kontakt mit dem HI-Virus kann die Einnahme des Virostatikums Azidothymidin (AZT) das Infektionsrisiko um 79 Prozent senken.

85 Fakten um Penis & Co

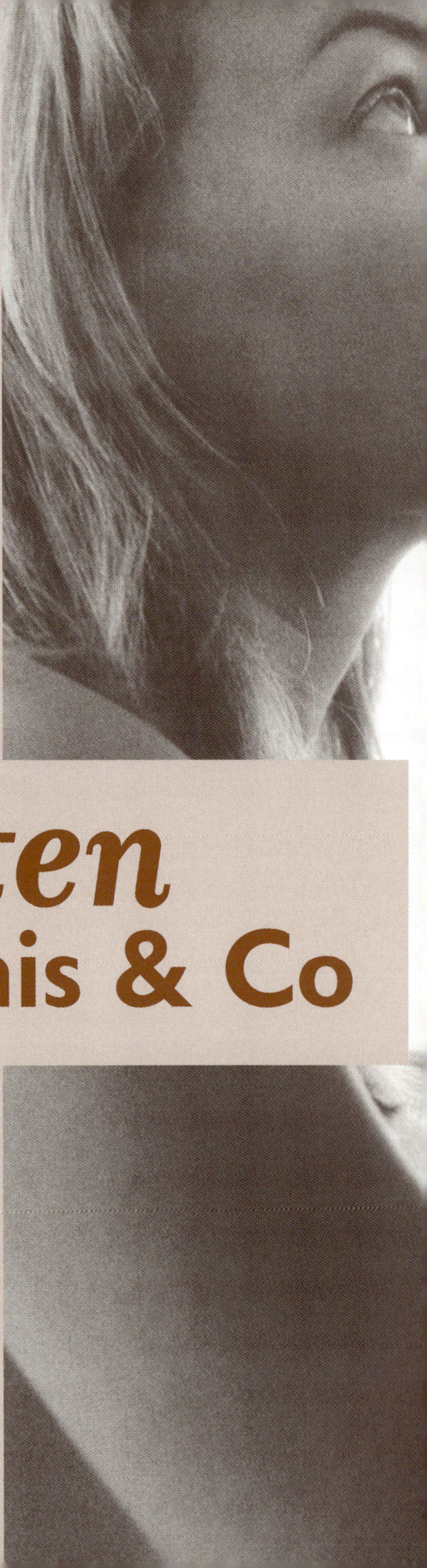

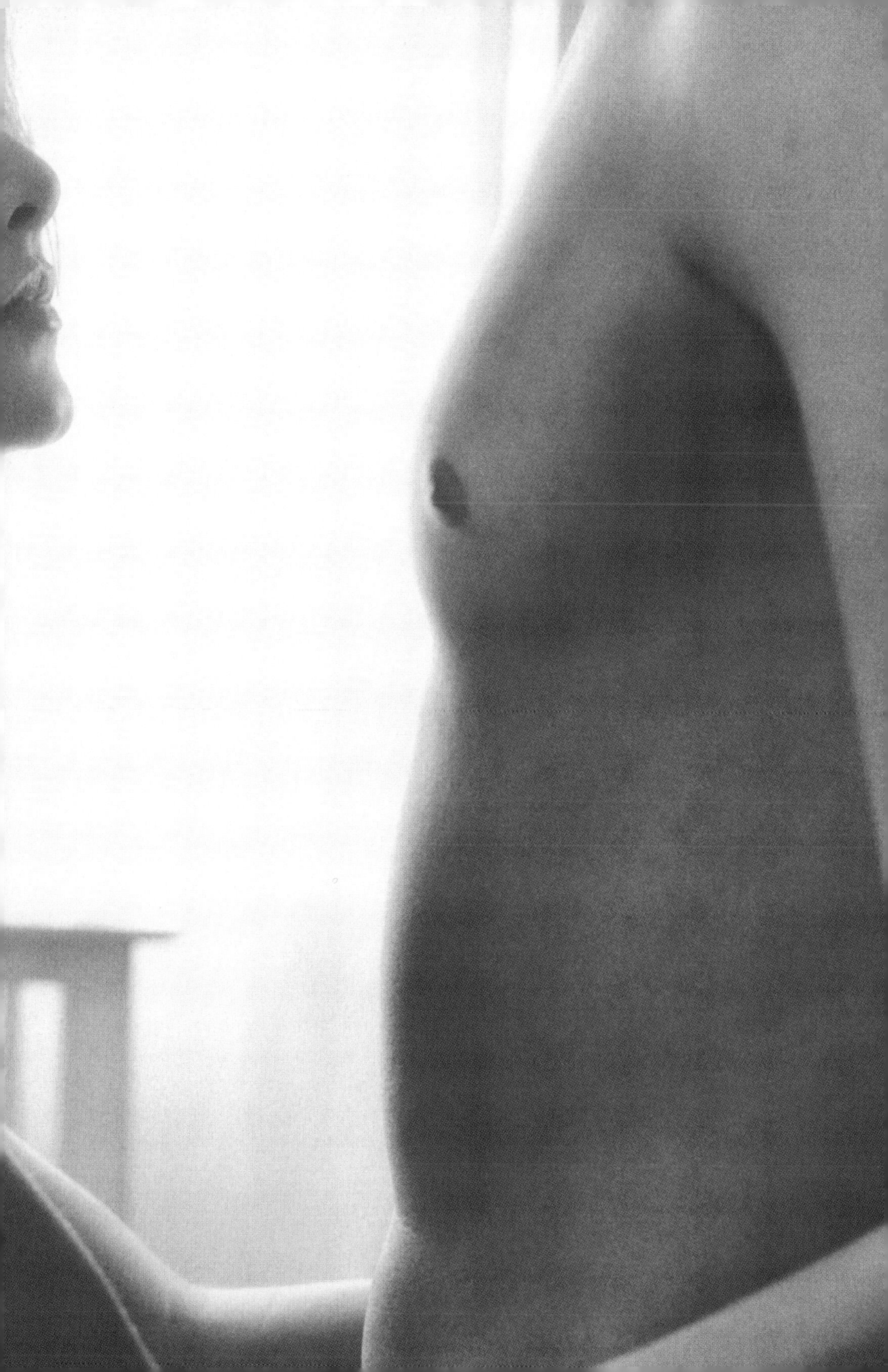

Spätestens seit Viagra & Co ist das männliche Geschlechtsorgan als Gesprächsthema Stammtisch tauglich. Wir liefern Ihnen zahlreiche verblüffende Erkenntnisse, mit denen Sie überall Eindruck machen können.

Wussten Sie eigentlich, …

1. *… dass Rauchen den Penis verkürzt?*

Dass der Glimmstengel die Erektionsfähigkeit beeinträchtigt, wussten wir bereits. Aber dass er den erigierten Penis sogar um bis zu einem knappen Zentimeter verkürzen kann, das fanden Wissenschaftler der Uni Boston, USA, heraus. Nikotin schädigt die Blutgefäße durch Kalkablagerungen, der Penis kann sich nicht mehr so lang dehnen wie zuvor, so die Erklärung des Urologen *Pedram Salimpour, der* 200 Männer vermessen hatte. Diese Wirkung von Nikotin tritt am Penis noch stärker auf als am Herzen, da dessen Adern viel feiner sind als die Herzkranzgefäße und deshalb schneller verstopfen.

2. *… dass Schlafstörungen Erektionen verhindern?*

Forscher der Urologischen Klinik der Uni Mannheim fanden bei Tests im Schlaflabor heraus, dass bei Männern, die nachts nicht durchschlafen (können), die Dauer und Härte der nächtlichen Erektionen abnehmen. Damit darf die Diagnose der organisch bedingten erektilen Dysfunktion nicht mehr gestellt werden, wenn bei dem Betroffenen Schlafstörungen als Ursache nicht ausgeschlossen wurden. Anderenfalls besteht die Gefahr, dass erektil gesunden Männern mit Schlafstörungen körperlich bedingte Erektionsstörungen attestiert werden.

3. *… dass Sie Ihren Penis starkturnen können?*

Anzahl und Dauer nächtlicher Erektionen nehmen mit steigendem Alter ab und mit ihnen die für Erektionen wichtige Schwellkörperdurchblutung. Dagegen empfiehlt Dr. Frank Sommer von der Urologischen Klinik der Uni Köln ein spezielles Training der Oberschenkelmuskulatur:

- Eine Viertelstunde aufwärmen (z. B. langsam laufen).
- 30 Sekunden «skippen», d. h. schnell auf der Stelle laufen und mit voller Kraft die Knie hochziehen.

- 3,5 Minuten lang langsam weiterlaufen.
- 30 Sekunden skippen.
- 3,5 Minuten lang langsam laufen.

Das ganze fünfmal (die Aufwärmphase nur beim ersten Durchgang!), dann ca. zehn Minuten lang entspannen.

4. … *dass der Penis eine «Belästigung» darstellen kann?*

Das stellte das Freiburger Amtsgericht fest, als es einen Angeklagten wegen «grob ungehöriger Handlung» zu einer Geldbuße von insgesamt 1400 Euro (für vier Unten-ohne-Spaziergänge – obwohl der Penis mit einem Strumpf umwickelt war) verurteilte. Die Begründung des Gerichts: «Sowohl Penis als auch Po gehören im gegenwärtigen gesellschaftlichen Zusammenleben zum menschlichen Schambereich, der nicht zu jeder Zeit und an jedem Ort in der Öffentlichkeit gezeigt werden kann.» Schade eigentlich.

5. … *dass jeder zehnte Mann Kondome falsch auspackt?*

Insbesondere wird die Verpackung statt am Rand in der Mitte geöffnet, und dann noch mit scharfem Gerät, etwa mit Zähnen oder mit Fingernägeln. Dabei können Löcher im Kondom entstehen, die beim Sex weiter aufreißen. Und damit geht der Schutz vor ungewollter Vaterschaft und Krankheiten flöten.

6. … *dass Männer mit HIV Vater werden können, ohne ihre Partnerin zu gefährden?*

Da im Sperma von HIV-positiven Männern genauso viele Viren vorkommen wie im Blut, ist ungeschützter Geschlechtsverkehr tabu. Wissenschaftler der Uniklinik Mannheim arbeiten an einer Methode, Betroffenen trotzdem zu Vaterfreuden zu verhelfen: Mittels eines Zentrifugationsverfahrens filtern sie gesunde Spermien aus der Probe heraus und waschen sie für die anschließende künstliche Befruchtung.

7. … *dass über 40% der Männer erst «dippen», bevor sie verhüten?*

Dies ergab eine aktuelle amerikanische Studie durch Befragung von 770 Frauen im Alter von 18 bis 24 Jahren. Die Befragten gaben an, dass ihre Partner hin und wieder den Penis «reinstecken», bevor sie ihm den Gummi überstreifen.

8. *… dass psychischer Stress den Spermien schadet?*

Wissenschaftler haben herausgefunden, dass sich z. B. Prüfungsängste ungünstig auf die Fruchtbarkeit auswirken. Dazu bestimmten die Forscher bei Medizinstudenten kurz vor einer Prüfung sowie vier Monate danach deren Angstlevel und Spermienqualität. Das Ergebnis: Vor der Prüfung war das Angstniveau deutlich höher und die Anzahl normal entwickelter Samenzellen und deren Beweglichkeit erheblich niedriger als nach der Prüfung.

9. *… dass der Wulst zwischen Eichel und Penisschaft als Spermakatapult wirkt?*

Wissenschaftler erforschten mittels künstlichen Geräts (Latex-Dildos, künstliche Vagina, Stärke-Wasser-Mix) die Funktion der wulstigen Vorrichtung. Ihre Erkenntnisse: Ein Penis mit Wulst schleuderte 90 % der Samenmenge heraus, einer ohne schaffte nur 35 %. Und: Je tiefer die Penisattrappe drang, desto mehr Pseudosperma brachte sie ein. Tauchte sie nur zu drei Viertel ein, konnte sie gerade mal 40 % der Flüssigkeit einbringen.

10. *… dass nur 7% der 20- bis 44-jährigen Frauen auf beschnittene Männer stehen?*

Immerhin doppelt so viele bevorzugten «ganze Kerle», und für den großen Rest von 78 % spielte die Vorhaut-Frage überhaupt keine Rolle. Dieses Ergebnis brachte eine so genannte Tabu-Umfrage des Kondomherstellers Durex im Auftrag von Men's Health und Cosmopolitan Ende 2003. Dazu waren über 1000 Frauen online befragt worden.

11. *… dass luftgetrocknete Spermien genauso gut funktionieren wie die tiefgekühlten von der Samenbank?*

Bisher wurde Sperma extrem energieaufwendig (schockgefroren und dauerhaft bei ca. minus 80 °C in flüssigem Stickstoff gelagert) und mit speziellen Geräten für eine spätere Familienplanung konserviert. Forscher fanden nun heraus, dass die nach einer 3-stündigen Lufttrocknung in einer Laminarflow-Box «gedörrten» Spermien ebenfalls in der Lage waren, eine Eizelle zu befruchten, berichtete die Mediziner-Zeitung Medical Tribune.

12. … *dass ältere Männer möglicherweise mit größerer Wahrscheinlichkeit erbkranke Kinder zeugen?*

Wissenschaftlich gesichert ist, dass mit zunehmendem Alter das Risiko für Punktmutationen sprunghaft ansteigt. Theoretisch sind damit Kinder älterer Männer einer größeren Gefahr für Erbkrankheiten ausgesetzt. Nicht gesichert ist, ob dies auch in der Praxis zutrifft. «Das liegt nur daran, dass die kleinen Fallzahlen in Studien keine endgültige Aussage darüber zulassen», so Professor Wolf-Bernhard Schill vom Zentrum für Dermatologie und Andrologie der Uni Gießen. Das mögliche Risiko sei auch der Grund, warum Samenspender nicht älter als 40 Jahre sein dürfen, berichtet der Experte.

13. … *dass etwa 14% der Männer das Kondom für die Endphase sogar abnehmen?*

Da fragt man sich, warum sie für die Anfangsphase ein Tütchen nehmen, um es in der weit gefährlicheren Phase wieder abzustreifen. «Es geht vielen Männern um den direkten Haut-zu-Haut-Kontakt. Deshalb wird das «lästige» Kondom so oft wie möglich nicht verwendet oder sich dessen schnell entledigt», sagt Haydar Karatepe von der Praxis für Sexualmedizin und Männerheilkunde in Frankfurt am Main.

«Die Ratio und das Wissen um Verhütung und Schutz vor Geschlechtskrankheiten haben da ihre Grenze, wenn ‹kognitive Dissonanz› zu einem anderen Handeln bewegt», so der Experte.

14. … *dass Frauen mit höherem Einkommen sicherer verhüten?*

Man will nur etwas Spaß und muss befürchten, danach ein Kinderzimmer einrichten zu müssen. Kein Wunder, dass der Penis da den Dienst versagt. Auf der sicheren Seite ist, wer die Signale zu deuten weiß: Frauen mit höherem Einkommen und solche, die in einer Beziehung von mehr als zwei Jahren Dauer lebten, wiesen höheren Schutz auf. Aber: Je aktiver der Sex, desto unsicherer war die Verhütung. Das fanden Forscher der University of Alabama at Birmingham, USA, heraus. Sie hatten 210 Frauen, die sie zuvor in der Benutzung von Frauen-Kondomen trainiert hatten, getestet.

15. … *dass Penisbruch sofort operiert werden sollte?*

Die Behandlung des Penisbruchs ist unter Experten einigermaßen umstritten: Während einige dafür sind, die Zeit die Wunden heilen zu lassen, raten Wissenschaftler von der Christian-Albrechts-Uni in Kiel zu sofortiger chirurgischer Behandlung. Der Grund: Unbehandelt kann der Penisbruch zu einem kompletten Verlust des Erektionsvermögens führen. Die OP hingegen heilt schnell und ohne Rückstände, die Betroffenen können früher nach Hause und zu sexueller Aktivität zurückkehren.

16. … *dass Zug den Penis um drei Zentimeter verlängern kann?*

Mit einem «Andro-Penis®» genannten Gerät kann der Penis an Länge zulegen: Professor Dr. Giovanni M. Colpi und Kollegen von der Abteilung für Andrologie an der Uniklinik Mailand testeten das Gerät an neun Männern. Die Kandidaten, die die Spannvorrichtung vier Monate lang für sechs Stunden täglich angelegt hatten, erreichten eine Verlängerung von durchschnittlich 1,8 cm. Besonders ehrgeizige Probanden dehnten ihren Penis 7 bis 9 Stunden täglich und erzielten ein Längenwachstum von zwischen 2,4 und 3,1 cm.

17. … *dass eine Prostata-Entzündung Erektionen verhindern kann?*

Professor Dr. Elmar Brähler von der Abteilung Medizinische Psychologie und Soziologie der Uni Leipzig fand auch sexuelle Störungen bei seinen erkrankten Probanden. Etwa 22 % der Betroffenen neigten zu vorzeitigem Samenerguss, noch vor Einführen des Penis. Fast ein Viertel der befragten Männer litt sogar unter einer Ejakulation im schlaffen Zustand, unter den Gesunden lag die Rate bei knapp zwei Prozent. 43 % der Männer klagten über Erektionsschwäche trotz Bock auf Sex. In der Kontrollgruppe waren es nur 13 %.

18. … *dass Rückenschläfer wahrscheinlich besser zeugen können?*

Spermien mögen's kühl, deshalb hängen sie außerhalb des Bauchraums. Wer am liebsten in Seitenlage schläft und den Hoden zwischen den Schenkeln hält, macht diesen Effekt zunichte und erhöht die Hodentemperatur um etwa 1° C auf 36 °C. Zwar brachte die Untersuchung von Medizinern der Uniklinik Gießen keine abschließende Sicherheit über diese Frage, doch «man kann annehmen, dass eine Schlafposition auf dem Rücken die Hodentemperatur senkt und damit gut für die Fertilität ist», vermutet der Gießener Arzt Dr. Andreas Jung. In Bauchlage dagegen stellten die Forscher mittlere Werte um 35,7°C fest.

19. … *dass Epilepsie indirekt den Penis verkürzt?*

Wer vor oder während der Pubertät wegen Epilepsie behandelt wurde, entwickelt wegen der Medikamente, die eine Veränderung des Hormonhaushaltes bewirken, kleinere Hoden, spärlichere Schambehaarung und einen kürzeren Penis. Dies ermittelten Forscher an der Kairoer Ain Shams-Uni in Ägypten.

20. … *dass fast jeder sechste Mann beim Versuch, das Kondom überzuziehen, die Erektion verliert?*

«Hier hilft es, sich immer wieder zu sagen: ‹Ruhig, ganz, ganz ruhig bleiben! Mir kann gar nichts passieren. Ich bin ein toller Liebhaber›, empfiehlt der Frankfurter Arzt Dr. Haydar Karatepe. «Wichtig sind Sicherheit im sexuellen Begegnen und Selbstsicherheit im männlichen Selbstwertgefühl.» Auch eine ruhige, entspannte Atmosphäre während des sexuellen Aktes kann helfen, den Leistungsdruck abzubauen. «Es soll ja schön werden, und ‹Mann› muss keinem, also weder sich noch der Frau, irgendetwas beweisen», so Karatepe.

21. … *dass ein Waschgang mit Seife die erste Maßnahme gegen HIV ist?*

Sie hatten wilden Sex beim One-night-Stand, und das Kondom ist geplatzt. Sie können nicht sicher ausschließen, dass ihre Partnerin infiziert ist. Was tun? Das Robert-Koch-Institut empfiehlt, zunächst den Penis einschließlich Eichel und Innenseite der Vorhaut gründlich mit Seife zu waschen. Dann soll der Betroffene umgehend eine Schwerpunktpraxis oder Klinikambulanz aufsuchen, wo er einer medikamentösen Postexpositionsprophylaxe (PEP) unterzogen wird. Das ist nicht nötig bei Küssen oder Sexualpraktiken ohne Sperma-/Blut-Schleimhautkontakt.

22. *… dass sich die Funktion lädierter Schwellkörper dauerhaft verbessern lässt?*

Wem der Penis nicht steif bleibt oder es gar nicht erst wird, dem kann möglicherweise der in Hamburg niedergelassene Urologe Prof. Hartmut Porst weiterhelfen, und zwar dauerhaft: Mit den schwellkörperstärkenden Medikamenten, den so genannten PDE-5-Inhibitoren wie Viagra, Cialis oder Levitra, die er wahlweise seinen Patienten einmal täglich plus zusätzlich kurz vorm Sex verordnet, hat er selbst bei Problem-Kandidaten Erfolge erzielt.

23. *… dass einem kleinen Penis vorgebeugt werden kann?*

Aus welchen Gründen der Penis auch immer klein geblieben ist, dank einer dreimonatigen HCG-Kur (humanes Choriongonadotropin, eigentlich ein Schwangerschaftshormon) kann ihm zur Normalgröße verholfen werden und – jetzt kommt der Haken, leider – sofern der Betroffene im Alter von 12 bis 15 Jahren, also in der Pubertät, ist.

24. *… dass jeder 5. deutsche Penis zu dünn ist?*

Wissenschaftler der Uniklinik Essen untersuchten im Auftrag von Pro Familia und dem Kondomhersteller Condomi 143 Männer auf Länge und Dicke ihres Gemächts. Sie fanden unter anderem heraus, dass etwa 20 Prozent der deutschen Männer einen zu dünnen Penis haben (schmaler als der EU-Norm-Durchmesser von 3,31 cm). Zweitgrößtes Problem: Gummis sind zu weit und können ihren Zweck nicht erfüllen.

25. *… dass nicht nur Frauen einen Orgasmus vortäuschen?*

Nach einer GEWIS-Studie für *Cosmopolitan* täuschen offenbar auch Männer den Höhepunkt vor. Von den Befragten gaben es immerhin ganze fünf Prozent zu. An der Spitze liegt allerdings immer noch die Damenwelt: Jede zweite der weiblichen Befragten gab zu, gelegentlich den Orgasmus zu spielen.

26. *… warum der Penis selten an die 30 cm herankommt?*

Das liegt an der «natürlichen Auslese»: «Evolutionstheoretisch verliert ein Penis seinen Daseinszweck, wenn er nicht mehr in eine Vagina passt», schreibt Maggie Paley in ihrem Buch «Unter dem Feigenblatt».

27. *… dass eine Penisverkrümmung einfach begradigt werden kann?*

Eine Verkrümmung des Penis um 30 Grad und mehr verkompliziert nicht nur den Beischlaf. Das Bemühen darum, ihn den Blicken anderer möglichst zu entziehen, senkt die Lebensqualität zusätzlich. Eine neue, weniger invasive OP-Technik soll Wunder wirken: Polnische Mediziner entfernten bei ihren Patienten das verhärtete Gewebe (das die Verkrümmung verursacht) aus dem Penis. Allerdings ließen sie – anders als bisher – die derbe Bindegewebshülle (Tunica albuginea) unversehrt. Ihr Ergebnis: Die OP ist einfacher durchzuführen, die Wunde heilt schneller. Nebenfolgen wie Verkürzung des Penis, Empfindungs- oder Erektionsstörungen bleiben aus.

28. *… dass eine Eichelvergrößerung möglich ist?*

Koreanische Urologen in Seoul vergrößerten erst Kaninchen-, dann Beaglepenisse. Als sie gute Ergebnisse und keine gravierenden Nebenwirkungen feststellten, behandelten sie auch 187 Männer, die unter einem kleinen Eichelumfang litten. Nach einem Jahr, nachdem sie ein Hyaluronsäure-Gel in die Eichel gespritzt hatten, wiesen die behandelten Eicheln im Schnitt immer noch rund 1,5 cm mehr Umfang auf als vor der Behandlung. Eine leicht entzündliche Reaktion mit Verfärbung der Eichel verschwand nach zwei Wochen.

29. *… warum es nach der Masturbation schmerzen kann?*

Eine Möglichkeit ist die mechanische Überlastung durch zu häufige Masturbation oder ungeeignete Masturbationstechnik. Es kann aber auch eine zu lange Erektionsdauer mit nachfolgendem Sauerstoffmangel die Ursache für Schmerzen sein. «Ferner ist einer der Botenstoffe, die einen harten Penis machen – das Prostaglandin –, gleichzeitig auch ein Schmerzmediator», sagt der Marburger Urologe Alexander von Keitz. Schließlich kann zu häufiges Ejakulieren zu einer Art Muskelkater in der Beckenbodenmuskulatur führen, weil diese Muskelgruppe bei der Ejakulation krampfartigen Kontraktionen ausgesetzt ist. Senken Sie bei Beschwerden also die Masturbations- und Ejakulationsfrequenz, oder suchen Sie einen Facharzt auf, um Ihre Masturbationstechnik überprüfen zu lassen.

30. … *dass der Penis sich langmassieren lässt?*

Nehmen Sie den Penis zwischen Daumen und Zeigefinger, und bearbeiten Sie ihn mit mittelstarkem Druck und langen Melkbewegungen von der Wurzel bis zur Spitze, und das täglich eine halbe Stunde lang. Unterbrechen Sie kurz vor der Ejakulation, bis sich die Erregung gelegt hat, dann massieren Sie weiter. Erfolge sieht, wer ein Jahr oder länger investiert, meint die amerikanische Autorin Maggie Paley. Diese Methode («jelq») wird von sudanesischen Arabern traditionell mit Erfolg praktiziert.

31. … *dass häufiges Ejakulieren vor Prostata-Krebs schützt?*

Die Prostata lagert Kalium, Zink und Zitronensäure in 600-facher Konzentration ein, um für eine weitere Spermaproduktion gerüstet zu sein. Wird mangels Verbrauchs kein neues Sperma gebildet, bleibt die Prostata auf diesen Stoffen sitzen, die in diesen Mengen Prostatakrebs begünstigen können. Das berichtete das New England Journal of Urology. Für Männer zwischen 20 und 30 Jahren bedeutet dies fünfmal Sex pro Woche, um das Krebsrisiko um 30 Prozent zu senken.

32. … *dass die Vorhaut reinste Medizin ist?*

Biomedizinische Institute in den USA verwenden seit über 10 Jahren Vorhäute von Säuglingen für die Herstellung von Insulin und für die Züchtung von künstlicher Haut für Patienten mit Verbrennungen. In einer Vorhaut befindet sich genetisches Material für über 23 000 Quadratmeter Haut.

33. … *dass der älteste Penis der Welt 425 Millionen Jahre alt ist?*

Er gehört einem Muschelkrebs, dessen Fossil in der englischen Grafschaft Hertfordshire entdeckt wurde. Das Tierchen maß fünf Zentimeter und erhielt den Namen Schwimmer mit großem Penis (Colymbosathon ecplecticos), so das Fachmagazin «Science».

34. … *dass offenbar großer Kondommangel grassiert?*

Etwa 44 % der sexuell aktiven Personen haben – ausgerechnet, wenn's gerade darauf ankommt – gar kein Kondom zur Hand. Dies erfuhren Forscher der Department of Behavioral Sciences & Health Education,

Rollins School of Public Health, Emory University, Atlanta, USA, als sie 118 Männer und 142 Frauen an der Uni befragten, die in den letzten drei Monaten mindestens einmal Sex gehabt hatten.

35. … *dass Männer nicht nur Erste sind, sondern auch schneller?*

Der Orgasmus einer Frau dauert im Durchschnitt 23 Sekunden, der eines Mannes dagegen nur 4 Sekunden.

36. … *dass hinter vorzeitiger Ejakulation die Schilddrüse stecken kann?*

Die Ejaculatio praecox ist neben Erektionsstörungen das häufigste sexuelle Problem von Männern. Neben seelischen Ursachen wie Stress können auch organische Ursachen in Frage kommen. «Leider wird eine Überfunktion der Schilddrüse als Ursache des vorzeitigen Orgasmus gar nicht oder zu spät entdeckt», sagt Dr. Haydar Karatepe vom Sexualmedizinischen Informations-Zentrum in Frankfurt. Dabei ist die Therapie sehr einfach, nämlich die Behandlung der Schilddrüsenüberfunktion.

37. … *dass weiße Männer keinen Kleineren haben?*

Im Gegenteil: Ein Penis, der im schlaffen Zustand besonders klein scheint, entwickelt sich oft mächtig, wenn er ausgefahren wird. Es ist ein so genannter «Blutpenis» (besonders bei weißen Männern verbreitet). Umgekehrt gibt es Männer, deren Penis groß wirkt, wenn er schlaff ist, im voll erigierten Zustand sich aber kaum verlängert: «Fleischpenis» (eher bei schwarzen Männern verbreitet).

38. … *wie viele Männer Blut- bzw. Fleischpenisse haben?*

Zwar gibt es bislang keine wissenschaftlichen Untersuchungen zur Unterteilung in Blut- und Fleischpenisse. Und selbst die Unterscheidung zwischen den beiden Penistypen ist in der Urologie nicht geläufig, sodass es entsprechend keine wissenschaftlichen Statistiken hierzu gibt. Deshalb hat Men's Health Deutschland eine Online-Umfrage durchgeführt.

Das Ergebnis:
«Eine Erektion verlängert meinen Penis auf

mehr als das Doppelte	79 % (= Blutpenis)
weniger als das Doppelte	21 % (= Fleischpenis)

39. … *dass Krampfadern nicht unfruchtbar machen?*

Bislang hieß es, das in den Krampfadern im Hodensack (Varikozelen) gestaute Blut erhöhe die Temperatur im Hoden auf ein Maß, das die Spermien schädige und die Fruchtbarkeit erheblich senke. In der Konsequenz wurden unzähligen Männern die Krampfadern entfernt. Nun widerlegten Forscher dieses vermeintliche Faktum. Sie unterzogen entsprechende wissenschaftliche Literatur einer eingehenden Analyse und stellten fest, dass keine einzige Studie den Nutzen einer Operation hatte belegen können. Operiert oder nicht operiert – die (Un-) Fruchtbarkeit blieb gleich, berichtet die Medizinische Fachzeitschrift The Lancet.

40. … *dass die Pille für den Mann fast fertig ist?*

Keine Nebenwirkungen, keine Vaterschaftsklagen, und die Zeugungskraft kehrt nach Ende der Behandlung zurück. Das haben australische Forscher bewerkstelligt. Sie gaben ihren männlichen Probanden vierteljährlich eine Injektion mit einer synthetischen Version des weiblichen Geschlechtshormons Progesteron (verhindert die Bildung von Spermien durch zentrale Hemmung der Testosteronproduktion) plus alle vier Monate ein Implantat, das Testosteron abgibt, um die anderen Einsatzbereiche von Testosteron am Laufen zu halten, etwa Libido, Bartwuchs und Aufbau von Muskelmasse.

41. … *dass Spermien den Weg zur Eizelle «erschnüffeln»?*

Deutsche und amerikanische Wissenschaftler entdeckten, dass Spermien auf eine erhöhte Konzentration des Stoffes Bourgeonal reagieren. Da dieser Stoff im Körper nicht vorkommt, handelt es sich wohl um einen dieser Substanz ähnlichen Stoff, der die Spermien zur Eizelle leitet. Einsatzgebiet für Bourgeonal könnte sein, für die künstliche Befruchtung die schnellsten und beweglichsten Spermien zu finden. Die Forscher fanden auch gleich den Gegenspieler dieses Stoffes, das Undecanal. Dieses soll den «Geruchssensor» der Spermien blockieren und ist daher interessant für den Bereich der Empfängnisverhütung.

42. … *was die Erektion aufrechterhält?*

Es ist Stickstoffmonoxid (NO). Bei Erektionsbeginn geben Nervenenden im Penis NO an das Gewebe ab, wodurch die glatte Muskulatur der Blut zuführenden Arterien erschlafft. Der Schwellkörper füllt sich mit Blut, drückt auf die Penisvenen und verhindert den Blutabfluss. Aber wie hält die Erektion über längere Zeit? Forscher der Johns Hopkins University, USA, ziehen den Vergleich zum Autofahren: Den Zündschlüssel umzudrehen reiche nicht, sondern man müsse auch aufs Gaspedal treten und Stoff geben. Der Zündschlüssel entspricht den Nervenenden, das Gaspedal sind die Wände der Penisarterien, das so genannte Endothel. Aufgrund des erhöhten Blutflusses produzieren die Endothelzellen NO. Dies hält die Gefäßmuskulatur schlaff, was den Blutzufluss aufrechterhält, was wiederum die Stickstoffproduktion anregt usw. So bleibt der Schwellkörper unter Druck, und die Erektion dauert an. Das Schlüsselenzym: die so genannte Endotheliale Stickstoffmonoxid-Synthase (eNOS).

43. … *dass Sie kürzer Sex haben, als Sie glauben?*

Urologen von der Uniklinik Köln haben's mit einer Stoppuhr nachgemessen: Männer empfanden 2 Minuten und 50 Sekunden Liebesspiel als 4 Minuten und 31 Sekunden. Frauen hatten sogar das Gefühl, fünfeinhalb Minuten Sex gehabt zu haben.

44. … *dass ein Penisring Potenzpillen überflüssig machen soll?*

Der schmale, mit einer starken Batterie ausgestattete Ring wird direkt an der Peniswurzel angebracht, wo er die Erektion fördern soll. Sein Erfinder, der norwegische Elektroingenieur Birger Orten, behauptet, das Gerät habe keine Nebenwirkungen, brauche kein Rezept und wirke prompt. Untersuchungen an Patienten mit leichter Erektionsschwäche wurden bereits mit positiven Ergebnissen durchgeführt. Der Penisring soll bald im Handel sein. In Norwegen ist er bereits patentiert. In den USA und 103 anderen Ländern ist ein Patent beantragt.

45. … *dass der eingegrabene Penis hervorgeholt werden sollte?*

Er zieht sich besonders weit unter die Vorhaut zurück und kann oft nur mit Mühe hervorgeholt werden: der so genannte ver- oder eingegrabene Penis («buried penis»). Schlimmer ist allerdings, dass diese Veranlagung unter anderem die Entstehung von Vorhautverengung, häufige Eichelentzündungen und einen wilden Harnstrahl bedingt. Dabei ist die operative Therapie so unproblematisch, dass sie häufig ambulant durchgeführt wird.

46. … ***dass Sie sich selbst oral befriedigen können?***

Rhesusaffen, Mandrill und Schimpansen können es, und 2 bis 3 von 1000 Männern können es nach Berichten des berühmten Sexualforschers Alfred Kinsey auch. Legen Sie sich auf den Rücken, und ziehen Sie die Beine über den Kopf. Vorausgesetzt, Sie sind sehr gelenkig und haben einen eher längeren Penis, dann können Sie jetzt Autofellatio praktizieren.

47. … ***dass russische Laser gegen Impotenz helfen sollen?***

Russische Forscher bestrahlten die Penisspitze ihrer Patienten fünf Minuten lang mit einem Infrarotlaser. Nach zweiwöchiger Behandlung sollen fast alle behandelten Patienten die Fähigkeit zu spontanen Erektionen zurückerlangt haben, berichten die Wissenschaftler in der Fachzeitschrift «Opto & Laser Europe». Die Laserbehandlung bewirkt eine Art Venenmassage und regt dadurch Stoffwechsel und Nährstoffversorgung an. Die Wirkung der Laserbehandlung ist nach Angaben der Forscher anhaltend. Die Methode, die angeblich frei von Nebenwirkungen ist, soll nun vermarktet werden.

48. … ***wie Sie Ihre Ejakulationsdistanz erhöhen können?***

Ist der Penis bei der Ejakulation aufgerichtet, muss sich das Sperma gegen die Schwerkraft nach oben arbeiten. Dort angekommen, hat es gerade noch Kraft, schwach herauszuträufeln. Wer geradezu explodieren will wie eine geschüttelte Bierdose, der sollte kurz vor dem Kommen den Penis waagerecht halten.

49. … ***dass man auch mit 13 cm der mächtigste Mann der Welt sein kann?***

Eine Frau, die vor nicht allzu langer Zeit einen amerikanischen Präsidenten wegen sexueller Belästigung verklagt hatte, sagte, dessen Penis habe im erigierten Zustand eine Länge von ungefähr 13 Zentimetern und den Umfang eines 25-Cent-Stücks, und er sei gekrümmt.

50. … ***dass Sie Ihren Penis großdenken können?***

Das behauptet jedenfalls der US-amerikanische Guru für Penisvergrößerung, Gary Griffin. In einem seiner zwölf Penisbücher, «Penis Enlargement Methods – Facts & Phallusy», schreibt er, dass, wer Hypnose oder

Autosuggestion perfekt beherrsche, sich ständig seinen Idealpenis vorstellen könne, sodass sein Körper schließlich darauf reagieren und seinen Penis wachsen lassen würde.

51. … *wie dick der Durchschnittspenis ist?*

Die berühmte Studie von Kinsey erbrachte folgende Ergebnisse: Bei einem Drittel seiner Probanden (College-Studenten) lag der Penisumfang unter 11 cm, bei einem Drittel bei 11–12 cm und bei einem Drittel über 12 cm (das Zentimetermaß etwa in der Mitte des erigierten Penis um das Glied herumgelegt). Eine Studie des nordrhein-westfälischen Landesverbandes von Pro Familia hat im Dezember 2000 einen durchschnittlichen Umfang von 12,4 cm ergeben. Ein Urologe an der Universitätsklinik Essen hatte dazu die Penisse von 111 Männern zwischen 18 und 19 Jahren sowie 32 Männern zwischen 40 und 68 Jahren vermessen.

52. … *dass Cialis im Gegensatz zu Viagra ein ganzes Wochenende lang wirkt?*

Das neue Potenzmittel hat seinen Höchstwert erst nach zwei Stunden im Blut, während Viagra schon nach einer Stunde seine höchste Konzentration erreicht. Was aber noch interessanter ist: Die Hälfte von Cialis ist erst nach 17,5 Stunden abgebaut. Bei mehr als einem Drittel der Patienten hält die erektionsfördernde Wirkung bis zu 36 Stunden an. «Besser geeignet für Männer, die es nicht gern auf die Minute genau planen wollen, ob der Sex nun heute Abend oder morgen früh stattfindet», erklärt Dr. Christian Leiber, Urologe und Leiter der Andrologischen Beratungsstelle an den Freiburger Unikliniken. In den Nebenwirkungen dagegen unterscheiden sich Cialis und Viagra kaum.

53. … *dass die Penis-Performance auch von der Vagina abhängig ist?*

«Der Penis reagiert auf eine warme, feuchte Vagina wie ein Pawlowscher Hund auf die Glocke», schreibt der amerikanische Urologe Dr. Dudley Seth Danoff in seinem Buch «Superpotenz», «also muss auch das Gegenteil stimmen: Bei einer desinteressierten Frau mit kaltem Körper und trockener Vagina bedarf es schon eines sehr starken Penis, um durchzuhalten.» Danoff rät Männern, sie sollten als gewissenhafte und einfallsreiche Liebhaber zwar ihr Bestes geben, doch wenn eine Frau dennoch nicht auf sie reagiert oder sie nicht auf die passive Frau reagieren, sollten sie die Verantwortung nicht gänzlich auf die eigenen Schultern laden und ihre sexuelle Selbstachtung darunter leiden lassen.

54. … *warum die Penisgröße doch wichtig ist?*

Der menschliche Penis ist im Verhältnis zu dem von Primaten, die uns genetisch am ähnlichsten sind, doppelt so lang und doppelt so dick. Die Größe soll den Mann befähigen, sein eigenes Sperma an den Ort der Befruchtung zu bringen, obwohl sich das Sperma eines Konkurrenten noch in der Vagina der Frau befindet: Ein ausreichend langer und dicker Penis drückt mit jedem Stoß das fremde Sperma heraus, und der Eichelwulst verhindert ein Wiedereinfließen der verdrängten Flüssigkeit. Ist das fremde Sperma beseitigt, kann nun das eigene eingebracht werden.

55. … *dass der Penis im Alter nicht schrumpft?*

Zwar könnte man durchaus denken, dass der Penis im Alter schrumpft. Dem ist aber wohl nicht so. Schenkt man dem Autor von «Superpotenz», Dudley Seth Danoff, Glauben, dann ist dieser Eindruck darauf zurückzuführen, dass die betreffenden Männern im Alter an Gewicht zulegen und ihr Penis nur im Verhältnis zum Rest kleiner wirkt. Insbesondere wenn sich mann über seinen dicken Bauch beugt, sieht er nur einen Teil seiner Ausstattung. Das bestätigte die Studie von Pro Familia aus dem Jahr 2000: Ein Vergleich zwischen Jung und Alt brachte keine nennenswerten Längenunterschiede. Nur in der Breite haben jüngere Männer etwas größere Werte, an der Eichel und an der Basis.

56. … *dass sexuelle Lustlosigkeit an der Schilddrüse liegen kann?*

Abnehmende Potenz und Libido, Müdigkeit, Leistungsminderung, Antriebsschwäche, Gedächtnisstörungen, depressive Verstimmung – was sich anhört wie die Folgen von Testosteronmangel, könnte sich auch als eine Unterfunktion der Schilddrüse herausstellen.

57. … *dass ein Penis transplantiert werden kann?*

In einer dreistündigen Operation gelang es einem indischen Ärzteteam am Medizinischen College Hospital in Kalkutta erstmals weltweit, einen Penis zu transplantieren. Bei dem Organempfänger handelt es sich um einen sieben Monate alten Jungen, der ohne Penis zur Welt gekommen war. Das Spenderorgan kam von einem einjährigen Jungen, der von Geburt an mit zwei Penissen gesegnet war.

58. *… dass Onanieren möglicherweise epileptische Anfälle provozieren kann?*

Eine 21-jährige Frau löste durch das Reiben ihres linken Beines einen epileptischen Anfall aus, eine andere stellte fest, dass Schläge auf ihre linke Schulter zu einem Anfall führen können, und ein 31-jähriger Mann erlitt beim Haareschneiden einen epileptischen Anfall, als einige Sekunden lang über eine bestimmte Stelle des Kopfes gestrichen wurde. Japanische Wissenschaftler bezeichnen das Phänomen als «Reib-Epilepsie». Es würde wundern, wenn nicht der eine oder andere seinen empfindlichen «Reibepunkt» im Bereich seines Penis hätte.

59. *… dass Penisgewebe im Labor hergestellt werden kann?*

Harvard-Wissenschaftlern ist es gelungen, große Teile von Kaninchen-Penissen durch Gewebe zu ersetzen, das zuvor im Labor aus den Peniszellen der betreffenden Tiere gezüchtet worden war. Die Versuchskaninchen konnten das «neue» Organ unproblematisch zur Fortpflanzung einsetzen. Die Forscher hoffen, damit den Opfern von Verletzungen, angeborenen Missbildungen im Genitalbereich und solchen von misslungenen Vergrößerungsversuchen helfen zu können. Abstoßungsreaktionen wie bei Fremdtransplantaten seien nicht zu befürchten, berichtet einer der Wissenschaftler in der New Scientist.

60. *… dass Spermienstammzellen gegen Unfruchtbarkeit eingesetzt werden?*

Erstmals ist Medizinern gelungen, eingefrorene Spermienstammzellen, die sie zuvor gesunden männlichen Mäusen entnommen hatten, unfruchtbaren Männchen erfolgreich zu transplantieren. Immerhin jedes neunte Versuchstier konnte danach Junge zeugen, bei den jüngeren Tieren waren es sogar 50 Prozent, berichtet der Leiter der Studie, Takashi Shinohara von der Kyoto-Universität, Japan. Dieses Verfahren könnte besonders für Männer interessant werden, die vor einer Krebstherapie stehen. Denn Krebsmedikamente wie auch die Strahlenbehandlung sind Spermienkiller.

61. ... *dass Sexkarenz vor einer gezielten Befruchtung schädlich ist?*

Bisher wurde Männern mit geringer Anzahl von Spermien vor dem fruchtbaren Beischlaf zur Enthaltsamkeit für eine Woche geraten. Wissenschaftler von der Israelischen Soroka-Uni stellten anhand von Spermienproben von über 7200 Männern fest, dass die Spermienanzahl zwar tatsächlich mit zunehmender Sexkarenz steigt, aber bei den Probanden mit ursprünglich geringer Spermienproduktion fingen die Spermien schon nach zwei Tagen Sexpause an zu verfallen. Die Forscher empfehlen daher Paaren, deren Kinderwunsch bisher an niedrigen Spermienmengen gescheitert war, nicht länger als zwei Tage Pause zu machen.

62. ... *dass Übergewicht Spermien-DNA schädigt?*

Mollige Männer haben mehr kaputte DNA in ihren Spermien, fanden Forscher an der Reproductive Biology Associates in Atlanta, Georgia, heraus. Je höher der Body-Mass-Index, desto mehr war das Erbmaterial zerstückelt. Eine solche Schädigung der DNA kann Unfruchtbarkeit und ein höheres Risiko für Fehlgeburten zur Folge haben.

63. ... *dass Kaffee die Spermienbewegung beschleunigt?*

An der Uni von São Paulo wurden die Spermien von 750 Männern untersucht. Die Spermien derjenigen Männer, die mehr als drei Tassen Kaffee täglich tranken, stellten sich als erheblich beweglicher heraus als die der Kaffeemuffel. Dagegen scheint Koffein keinen Einfluss auf die Anzahl der Spermien oder die Hormonkonzentration zu haben. Die Forscher überlegen, ob dieser Effekt für Paare mit unerfülltem Kinderwunsch nutzbar gemacht werden kann.

64. ... *dass attraktive Männer bessere Spermien haben?*

Offenbar haben Männer, die von Frauen als gut aussehend beurteilt werden, auch Spermien von besserer Qualität. Mediziner von der Uni Valencia in Spanien hatten zwei Frauengruppen Fotos von Männern mit guten, mittelmäßigen und qualitativ unzureichenden Spermien vorgelegt. Die Damen hatten sich zielsicher für die Männer mit Qualitätsware entschieden.

65. … *dass ein Mittelfinger beide Penisfunktionen ersetzen kann?*

Einem 50-jährigen Georgier, dessen Penis wegen Krebsbefalls amputiert werden musste, wurde in einer Klinik in der Hauptstadt Tiflis in einer 17-stündigen OP ein Mittelfinger ersatzweise angenäht. Der Klinik-Chef Iwan Kusanow behauptete, der Finger sei voll funktionsfähig – der Patient könne damit pinkeln und seine Freundinnen seien mit dem «neuen Geschlechtsorgan» zufrieden. Die Fingerknochen waren im Finger geblieben.

66. … *dass per Ultraschall verhütet werden kann?*

Die Durchtrennung der Samenleiter (Vasektomie) erfolgte bisher blutig, also mittels Skalpell. Es wurden 1,5 cm aus dem Samenleiter herausgeschnitten und die beiden offenen Enden meist vernäht. Nun sollen kurze Stöße von Ultraschall diese Prozedur ersetzen. Nach erfolgreichen Versuchen an Tieren wollen amerikanische Ärzte von der Johns Hopkins Medical School in Baltimore, Maryland, bald bei Menschen Hand anlegen. An die Samenleiter (im Bereich des Hodensacks) legen sie von außen, zusammen mit der Hautfalte, Kunststoffklammern an. Die Klammern enthalten so genannte Transducer, die Ultraschallwellen von fünf Watt produzieren, mit denen das Gewebe der Samenleiter bei 50 Grad Celsius schmerzfrei verschmolzen wird.

67. … *dass Labor-Penisse nun auch Nerven bekommen?*

Nachdem Penisgewebe im Labor gezüchtet werden kann, ging ein US-Ärzteteam vom Boston Children's Hospital nun weiter und induzierte auch das Wachstum von Nervenzellen in dem künstlich erzeugten Gewebe. Schließlich sind (diese) Nervenzellen für die Empfindungsfähigkeit zuständig, ohne die der Penis nur halb so viel Freude bereiten würde. Von dieser Errungenschaft sollen Kinder mit angeborenen Fehlbildungen und Männer nach Unfällen oder Krebsoperationen profitieren. Vorteil dieses Verfahrens: Es müssen nicht mehr ganze Nervenzellverbände anderen Regionen des Körpers entnommen werden.

68. … *dass Gentherapie bald gegen Impotenz helfen soll?*

Am Albert Einstein College of Medicine in New York, USA, wollen Mediziner die erektile Dysfunktion behandeln, indem sie die funktionsgestörten Zellen durch gesunde Zellen ersetzen. Dazu sollen genetisch gesunde Zellen in das Gewebe eingebracht werden, die die Bildung weiterer gesunder Zellen sicherstellen und dadurch die kranken Zellen verdrängen. Dass die Methode funktioniert, ist durch vorklinische Studien bereits belegt worden. Weitere Studien laufen.

69. … *dass die Missionarsstellung besser ist als ihr Ruf?*

Diese christlich-konservativ anmutende Stellung hat viele Vorteile: Penetrationstiefe, Stoßgeschwindigkeit und Eintrittswinkel sind variabel gestaltbar, wodurch u. a. unterschiedliche Bereiche des Penis – mit jeweils unterschiedlicher Gefühlsqualität – stimuliert werden. Nebeneffekt: Mann verbrennt dabei im Schnitt 600 Kalorien und trainiert gleichzeitig Bauch und Oberschenkel.

70. … *wessen Penis die meisten (Jung-) Frauen gekriegt hat?*

Das dürfte der des Königs Fatafehi Paulah von Tonga gewesen sein, der alle Frauen seines Landes entjungfern musste. Er regierte 14 Jahre (1770–1784). Bei ca. acht bis zehn Deflorationen pro Tag macht das ungefähr 37 800 Entjungferungen.

71. … *wie lang der Längste war?*

Er maß ganze 34 cm und wurde von einem Arzt namens Robert Dickinson vermessen und dokumentiert. Der kürzeste Penis dagegen wurde mit einer Länge von 1 cm registriert.

72. … *wer einen noch Längeren hatte?*

Er hieß Long Dong Silver, war Pornostar und hatte einen fast 46 cm langen Penis (nicht medizinisch dokumentiert), der ihm bis zu den Knien herabhing (!). Zu sehen in dem Video mit dem Titel «Long Dong Silver: The Legend».

73. … *dass die Spermienqualität bei Nacktschläfern besser sein soll?*

Zwar streiten sich die Fachleute immer noch um die Frage, ob Nacktschlafen besser ist als das Schlafen mit Bekleidung, aber eines scheint bereits entschieden: Die Qualität der Spermien soll bei Männern, die nächtens auf den engen Slip verzichten, besser sein als bei ihren Kollegen, die denselben anbehielten. Das berichtet jedenfalls die Zeitschrift «Ärztliche Praxis».

74. … *dass Handys die Potenz fördern?*

Das fand David de Pomerai von der Universität Nottingham in Großbritannien heraus – zumindest für Fadenwürmer. Die Viecher vermehrten sich deutlich stärker unter dem Einfluss von Mikrowellen, die auch von Handys ausgestrahlt werden. Der britische Wissenschaftler kann seine Beobachtung selbst nicht erklären, zumal die Mikrowellen zu schwach seien, um komplexe Stoffwechselvorgänge beeinflussen zu können. Im Übrigen können wir wohl davon ausgehen, dass er die Wellen seinen Versuchsobjekten auf die Gonaden draufgehalten haben wird. Solange Männer sich die Handys ans Ohr halten müssen, wird ihnen die Potenzförderung durch Handys wohl verwehrt bleiben.

75. … *dass Gel im Kondom mehr Gefühl macht?*

Mit Gummi ist es meist nicht so schön wie ohne. Um es gefühlsechter zu haben, können Sie einen Teelöffel wasserlöslichen Gleitgels auf die Eichel geben, bevor Sie das Tütchen überziehen. Dafür eignen sich allerdings keine auf Öl basierenden Gels, da sie Latex auflösen können.

76. … *dass ein üppiges Mahl die Wirkung von Viagra verschlechtert?*

Nach einem opulenten, deftigen Essen sollten Sie mindestens 90 Minuten warten, bevor Sie die kleine blaue Pille einnehmen. Denn fettreiche Nahrungsmittel beeinträchtigen die vollständige Absorption des Wirkstoffs. Männer, die über eine mangelnde Wirksamkeit von Viagra klagten, hatten die Tablette direkt nach einem fettreichen Mahl eingenommen.

77. … *dass Zimtduft den Penis anturnt?*

Verschenken Sie nur noch Düfte mit hohem Zimtanteil! Versuche ergaben, dass weder Blümchen- noch Moschusduft an die Wirkung frisch gebackenen Zimtgebäcks heranreichen. Forscher vermuten, dass Zimt nostalgische Gefühle hervorruft, die den Mann entspannen und seine Gedanken mehr auf seinen Penis und dessen Bedürfnisse hinlenken.

78. … *dass Pfefferminz-Bonbons bessere Fellatio bewirken?*

Lassen Sie Ihre Liebste vor dem Oralsex Pfefferminzdrops lutschen. Das darin enthaltene Pfefferminzöl hat eine leicht reizende Wirkung, die einen erhöhten Blutzufluss in die Eichel und zusätzliches Kribbeln bewirkt.

79. … *dass zur Ejakulation kein Hirn benötigt wird?*

Sex beginnt im Kopf – das stimmt, und zwar mehr, als man bisher gedacht hat: Es ist tatsächlich nur der Beginn, nämlich die Verführung und die Einnahme der richtigen Stellung, der über das Großhirn läuft. Die Ejakulation selbst wird allein vom Rückenmark aus befehligt. Das bestätigten Forscher der Uni Cincinnati in Ohio anhand von Untersuchungen an Ratten, deren Ergebnisse offenbar auf Menschen übertragbar sind, berichtet das Wissenschaftsmagazin «Science».

80. … *dass Unterbrechung beim Sex Schmerzen macht?*

Man ist so richtig in Fahrt, befindet sich auf der Zielgeraden zum Höhepunkt – und wird unterbrochen. Wenn es nun nicht doch noch zu Orgasmus und Ejakulation kommt, stauen sich die Säfte in den Leitungen auf dem Weg nach draußen an. «Zwar droht dadurch keine ernsthafte Erkrankung, aber es kann zu Rückenschmerzen und Schmerzen in Hoden und Samenleitern führen», so der Frankfurter Männerarzt Haydar Karatepe. «Deshalb sollten solche unerwünschten Unterbrechungen durch die Wahl des richtigen Zeitpunkts und des richtigen Ortes möglichst vermieden werden. Damit der Sex entspannt Spaß bereiten kann.»

81. … *dass Penisbruch viele Ursachen hat?*

Wer glaubt, ein Penisbruch drohe nur Männern, die es mit ihren Frauen besonders wild treiben, der irrt. Denn nur in 28 Prozent der Fälle ist der Sex zu zweit die Ursache für Penisbruch. Dagegen entstehen 43 Prozent durch zu heftige Masturbation, 16 Prozent durch Unfall (Schlag oder Stoß) und 11 Prozent bei Bauchschläfern, und zwar unbemerkt. Das schreibt der in Hamburg niedergelassene Urologe Professor Hartmut Porst in seinem Buch «Manual der Impotenz».

82. … *dass Routine-Masturbation sexschädlich ist?*

Natürlich ist es gut, für den großen Tag zu trainieren. Allerdings kann das auch mal Probleme bereiten: Wer zu oft und mit zu viel Routine selbst Hand anlegt, konditioniert sich möglicherweise. Die Folge: Es klappt nur noch dann, wenn es wieder genau so gemacht wird. Gegen diese Routine kann eine Frau eigentlich nur noch verlieren. Daher sollte mann beim Alleingang nicht immer dieselbe Nummer fahren, sondern auch dann Position, Geschwindigkeit und Grifffestigkeit variieren. Tipp: in die leicht gewölbte Handfläche stoßen, statt – wie gewohnt – die Haut über dem Schaft hoch- und runterzuschieben.

83. … *wie lang der Durchschnittspenis ist?*

Nach der Kinsey-Studie beträgt die durchschnittliche erigierte Penislänge 15,5 bis 16 cm. Eine neuere Studie des nordrhein-westfälischen Landesverbandes von Pro Familia dagegen ergab eine durchschnittliche Länge von 14,48 cm im erigierten Zustand.

84. … *dass unbeschnittene Männer das Sperma fremder Männer übertragen können?*

So funktioniert's: Der unbeschnittene Mann B hat Sex mit der Frau B. Dabei ersetzt er das Sperma seines Vorgängers A (mit dem Frau B kurz davor Sex gehabt haben muss) durch sein eigenes (s. Fakt Nr. 69). Nach der Ejakulation schrumpft der Penis des Mannes B, und die Eichel zieht sich unter die Vorhaut zurück. Dabei wird ausreichend Sperma von Mann A mit unter die Vorhaut gezogen, sodass Frau C mit dem Sperma von Mann A geschwängert wird (falls B bald nach dem Sex mit Frau B mit Frau C schläft), nicht mit dem von Mann B!

85. … *dass Penisverlängerung Kassenleistung sein kann?*

Wenn der Penis derart klein ist, dass er seine natürlichen Aufgaben nicht wahrnehmen kann (z. B. bei 3 cm erigierter Länge), also eine medizinische Indikation zur Vergrößerung vorliegt, könnte eine Leistungspflicht der Krankenversicherung gegeben sein. Wer Probleme hat, den Beischlaf zu vollziehen oder Kinder zu zeugen, dem kann ein Urologe helfen. Dieser kann die Möglichkeit einer Kostenübernahme durch den Medizinischen Dienst der Krankenkassen prüfen lassen.

Anhang

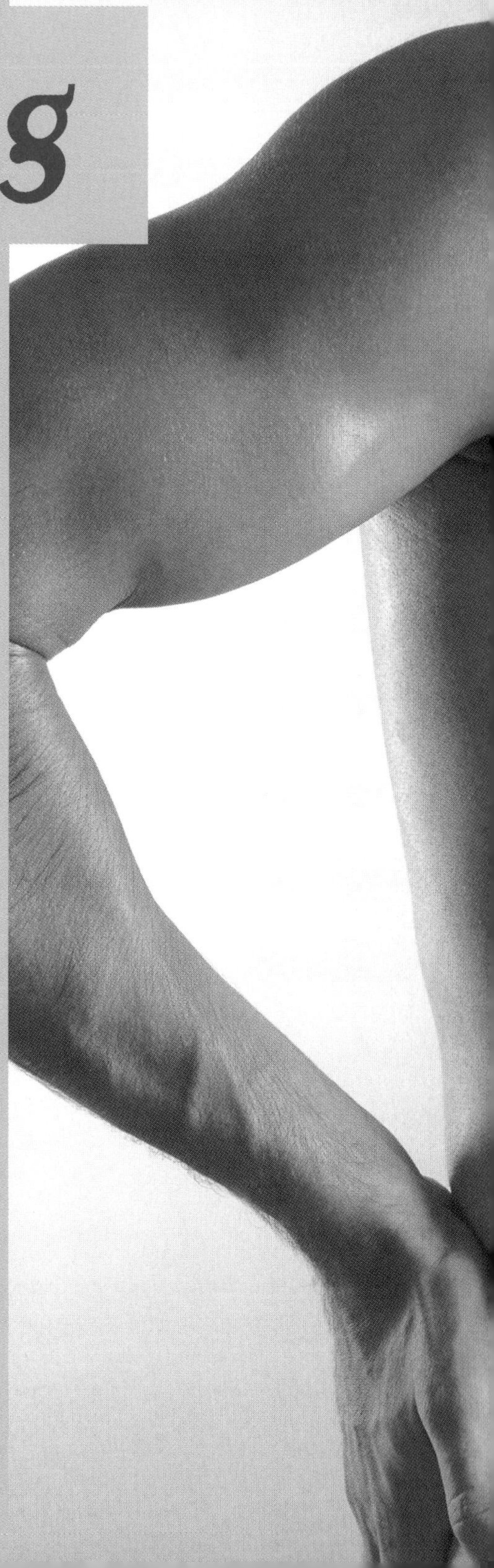

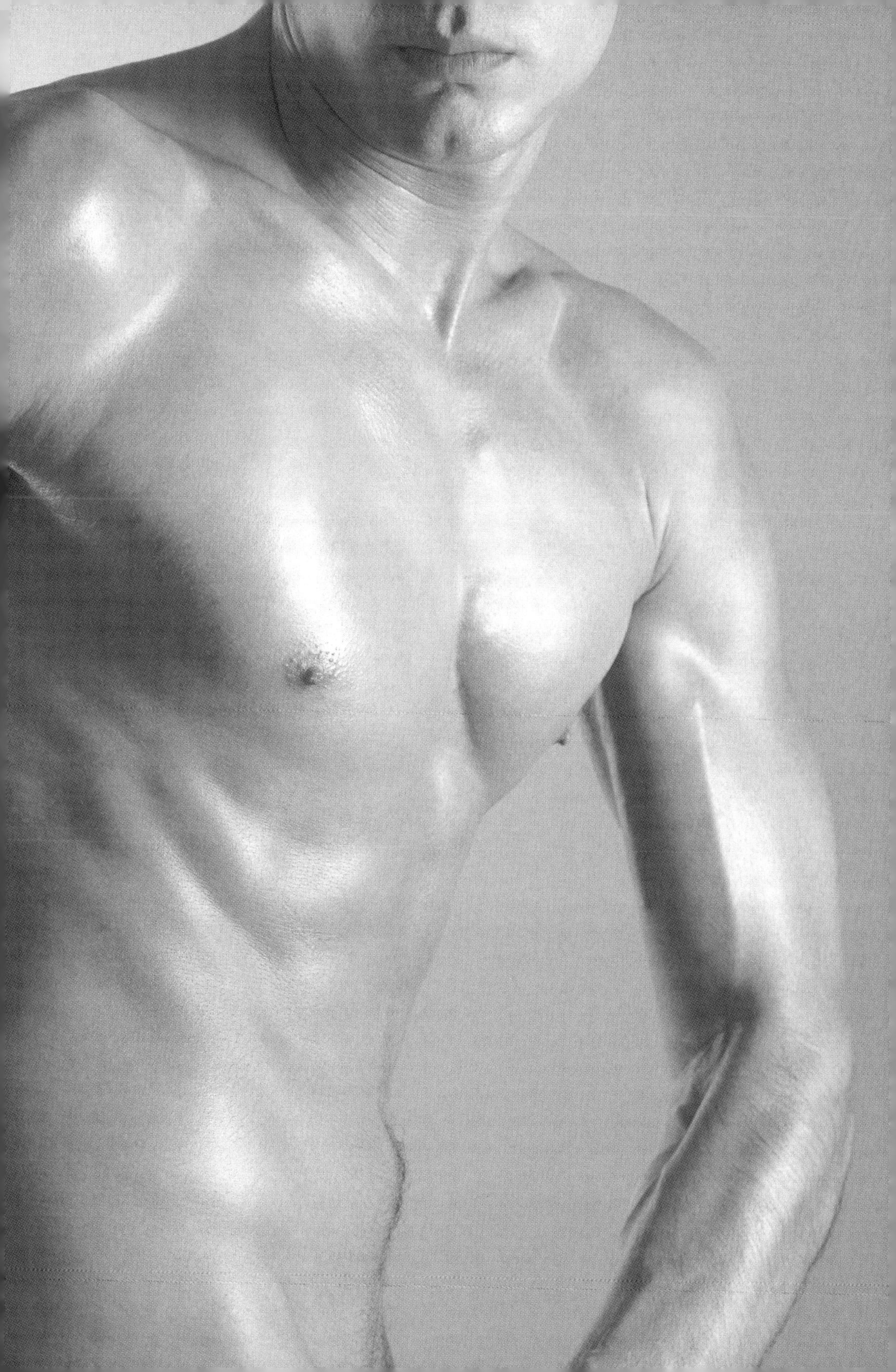

Die Penis-Checkliste

Sieben Tipps, wie Sie Ihren besten Freund lebenslang bei bester Laune und Gesundheit erhalten.

Täglich

Reinigung: Ziehen Sie die Vorhaut zurück, und waschen Sie den Penis gründlich. Vernachlässigen Sie dabei weder Hautfalten noch Furchen, denn gerade diese sind von Bakterien, Viren und Pilzen besonders begehrte Orte. Verwenden Sie bevorzugt klares Wasser oder milde Waschseifen bzw. -lotionen. Anschließend sollten Sie den Penis genauso gründlich abtrocknen.

***Lichtscheu:** Hautfalten und Furchen des Penis sind von Bakterien, Viren und Pilzen besonders begehrte Orte.*

Hodenmassage: Je früher Sie damit anfangen, desto besser. Damit verbessern Sie die Durchblutung Ihrer Hoden und produzieren mehr Testosteron. Das verlängert Ihr Leben und stärkt Ihre Potenz.

Workout: Legen Sie sich auf den Rücken, ziehen Sie die Knie an, und verschränken Sie die Arme über der Brust. Beugen Sie nun den Rumpf nach vorne, sodass die Schultern gerade den Boden verlassen. Dreimal täglich hilft es, das Fett im Schambereich abzubauen und gleichzeitig diejenigen Unterbauchmuskeln zu stärken, die für die Erektion mitverantwortlich sind.

Zweimal pro Woche

Sex: Das wusste schon Martin Luther: «In der Woche zwier» ist die Mindest-Sexfrequenz. Wenn Sie derzeit solo sind, machen Sie sich halt selbst eine Freude. Denn sowohl beim Partnersex wie auch beim Onanieren wird der Penis mit frischem Blut durchspült und die Testosteronproduktion in den Hoden angekurbelt.

Monatlich

Hoden abtasten: Tasten Sie unter der warmen Dusche oder in der heißen Badewanne – denn dann ist der Hodensack entspannt – Ihre Hoden ab. Dies gilt besonders, wenn Sie 25 bis 34 Jahre alt sind. In diesem Alter ist der Hodenkrebs der am häufigsten vorkommende Krebs bei Männern, kann aber in jedem Alter auftreten. Rollen Sie dazu beide Hoden zwischen Daumen und Zeigefinger hin und her. Beziehen Sie in die Untersuchung auch die Nebenhoden, die Sie an den oberen Polen der Hoden finden, ein. Größenunterschiede der Hoden sind nicht bedenklich. Wenn Sie aber Veränderungen, Schmerzen, Knötchen, Unebenheiten oder Unterschiede in der Festigkeit der Hoden oder Nebenhoden feststellen, sollten Sie diese sofort vom Urologen untersuchen lassen.

Penis untersuchen: Nehmen Sie Ihren Penis regelmäßig unter die Lupe. So erkennen Sie am besten Anzeichen von z. B. Peniskrebs (roter, geschwüriger Fleck an Penisspitze oder Vorhaut) oder Warzen, die 10 000-mal häufiger sind.

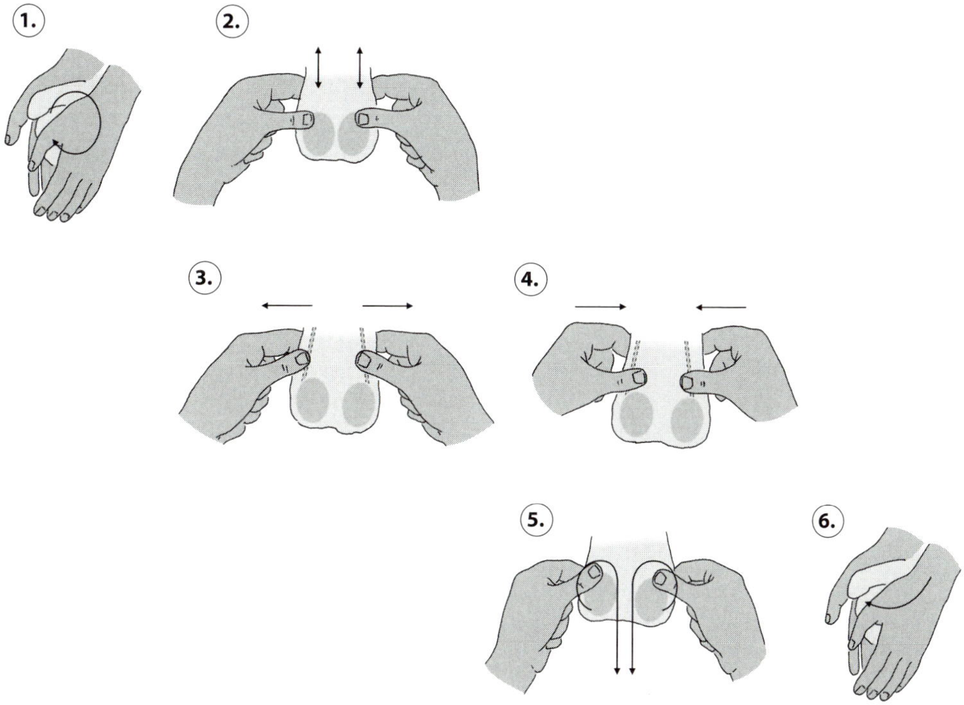

Abb. 13 > So funktioniert die Hodenmassage
Hände seitlich: Die Hoden werden von beiden Seiten langsam und sanft gedrückt (1). Dann lässt man die Hände nach unten gleiten (2) und reibt die Hoden kreisförmig zwischen den Händen.
Entlang der Samenstränge: Man nimmt sie zwischen Daumen und Zeigefinger und streicht vorsichtig von der Peniswurzel nach unten (3) und zurück (4).
Daumen drauf: Wiederholt mit dem Daumen über die Hoden streichen und nach unten gleiten lassen (5). Anschließend mit allen fünf Fingern greifen und sanft drücken (6).

Rechtzeitig handeln: *Je weiter ein Prostatakrebs fortgeschritten ist, desto gefährdeter ist die Potenz.*

In beiden Fällen sollten Sie auf dem kürzesten Weg zum Arzt gehen. Warzen sind ansteckend und können bei der Partnerin Gebärmutterhalskrebs auslösen.

Jährlich

Prostata checken: Einmal pro Jahr ist eine Prostata-Untersuchung beim Urologen angeraten, allerdings erst ab dem 45. Lebensjahr. Die Früherkennung eines Prostatakrebses per Finger im Rektum, Ultraschalldiagnostik und Ermittlung des PSA-Werts ermöglicht eine Therapie, bei der die Erektion erhalten werden kann. Je weiter der Krebs fortgeschritten ist, desto gefährdeter ist die Potenz.

Penis-Glossar

Eine Erklärung der wichtigsten Begriffe zum Thema

Androloge: Facharzt für Männerkrankheiten
Aphrodisiaka: Mittel, die Lust und Potenz steigern sollen
Coitus interruptus: Der Rückzieher vor dem Samenerguss
Cowpersche Drüsen: Sondern Gleitschmiere ab, damit der Samen nicht irgendwo hängen bleibt
Eichel: Ja, der Finanzminister heißt auch so; aber wir meinen den weichen, hochsensiblen Kopf – des Penis, natürlich
Ejaculatio praecox: Zu frühes Kommen
Ejakulation: Samenerguss
Epispadie: Die Harnröhre mündet nicht an der Penisspitze, sondern an der Penisoberseite
Erektile (auch: Sexuelle) Dysfunktion: Der Penis ist nicht steif genug zu kriegen
Erektiometer: Wie der Name schon sagt: Gerät zur Messung der Erektion
Erektion: Versteifung des Penis
Fellatio: Nein, keine italienische Oper, hat aber trotzdem etwas mit Musik zu tun, nämlich Flöte spielen
Harnröhre: Gemeinsame Rennstrecke für Samen und Urin
Hoden: Bildungsstätte von Spermien und Hauptproduktionsort von Testosteron
Hodensack: Beherbergt die Hoden und sorgt für die optimale Temperatur zur Spermienbildung
Impotenz: Unvermögen, eine für den Beischlaf geeignete Erektion zu erhalten
Induratio penis plastica: Penisverkrümmung
Kondom: Babybremse und Schutz gegen Geschlechtskrankheiten
Masturbation: Selbstbefriedigung
MUSE: Medizinisches Urethrales System zur Erektion
Nebenhoden: Hier werden die Spermien nach ihrer Produktion für die bevorstehende Befruchtung trainiert
Onanie: Selbstbefriedigung
Orgasmus: Sexueller Höhepunkt, mehr als nur «Schuss und Schluss»
Phimose: Verengung der Vorhaut
Priapismus: Schmerzhafte Dauererektion
Prostata: Vorsteherdrüse, männlicher G-Punkt und Wachmacher für Spermien
Retrograde Ejakulation: Der Schuss nach hinten – die Samenflüssigkeit wird nicht nach außen, sondern in die Harnblase katapultiert
Samenbläschen: Produzieren Spermiennahrung
Samenerguss (Ejakulat): Samenflüssigkeit mit vielen Spermien drin

Samenkanälchen: Sie liegen geknäuelt in den Hoden – der Produktions- und Reifungsstätte für Spermien

Samenleiter: Ein 40 Zentimeter langer Schlauch, der die Spermien vom Nebenhoden bis zum Leistenkanal transportiert. Davon gibt's zwei.

Scrotum: Hodensack

Schwellkörper: Denen verdanken wir die Erektion. Es handelt sich um drei längliche schwammartige Gebilde, die sich mit Blut auffüllen und so den Penis aufrichten

SKAT: Schwellkörper-Autoinjektionstherapie. Eine Substanz wird in den Schwellkörper eingespritzt, dafür gibt's eine Erektion

Smegma: Talgartige käsige Substanz, die sich unter der Vorhaut bildet

Spermien: Träger Ihrer Erbanlagen, die nichts anderes im Sinn haben, als ein Baby zu machen

Sterilisation: Nein, die Hoden bleiben drin. Es werden nur die Samenleiter durchtrennt. Dann herrscht Ausgehverbot für Spermien.

Testosteron: Das Männlichkeitshormon ist verantwortlich für Libido, Erektion, Aggression, Bartwuchs, Muskelmasse, Geheimratsecken und eine tiefe Stimme

Urologe: «Tunnelgangster», Facharzt für Erkrankungen der Nieren und der anderen Harnorgane, einschließlich Penis und Prostata

Vasektomie: Siehe Sterilisation

Viagra: Erste Potenzpille, die vielen Männern wirklich hilft

Vorhaut: Schutzmantel für die Eichel, gelegentliches Opfer von Beschneidungswahn

Namen für den Penis

Diese Liste liegt nicht beim Standesamt aus …

- Banane
- Bester Freund
- Bolzen
- Casanova
- Dickmann
- Ding
- Dödel
- Drittes Bein
- Feuerlöscher
- Fickspeer
- Gemächt
- Gerät
- Hammer
- Himmelsstürmer
- Johannes
- Joystick
- Kleiner Freund
- Kleines Exekutionsorgan
- Kolben
- Latte
- Lümmel
- Lutscher
- Penis
- Phallus
- Pimmel
- Rakete
- Rammbock
- Rammler
- Rohr
- Rute
- Schlauch
- Schniedel
- Schuft
- Schwanz
- Schwengel
- Ständer
- Steifer
- Terminator
- Wunderkerze
- Wünschelrute
- Zapfsäule
- Zauberschwert
- Zentralorgan
- Zipfel

Die sieben von Frauen meistgenannten Penis-Namen

1. Schniedel	34 Prozent*
2. Schwanz	28 Prozent
3. Ding	17 Prozent
4. Lümmel	15 Prozent
5. Pimmel	14 Prozent
6. Gerät	13 Prozent
7. Joystick	9 Prozent

* Mehrfachnennungen möglich. Basis: GEWIS-Umfrage, über 800 Frauen zwischen 16 und 35 Jahren (Quelle: «Men's Health», Oktober 1999).

Das kleine Penis-Latinum

Penis magicus – die Zauberflöte
Penis musicus – der Taktstock
Penis fortuna – der Glücksbringer
Penis mathematicus – der Rechenschieber
Penis electricus – die Neonröhre
Penis milka – der Schokoladenriegel
Penis rusticus – der Bauernlümmel
Phallus theologicus – der Bischofsstab
Penis equus – der Pferdeschwanz
Penis arcticus – der Eispickel
Vehiculum sexualis – der Triebwagen
Penis hortensis – der Gartenschlauch
Penis menstrualis – das Rotschwänzchen
Penis silvestris – der Waldmeister
Penis homo hominis – die Mannesmann-Röhre
(Quelle: www.willy-online.de)

Buchtipps zum Penis

Eine subjektive Auswahl von Büchern zu Themen dieses Buches

Alles über Sex. Wie Sie Ihre Sexualität mit neuer Lust und Freude erfüllen, Anne Hooper, Mosaik-Verlag, 1996
Anne Hoopers kleiner Sexführer, Anne Hooper, Heyne-Verlag, 1994
Das große Buch vom kleinen Mann, Kenneth Purvis, Scherz Verlag, 1993
Das neue Lexikon der Sexualkunde, Ullstein Buchverlage, 1993
Das Samenbuch, Vivien Marx, Fischer Taschenbuch Verlag, 1999
Das sollten Männer wissen, Professor Herbert Klosterhalfen, Trias Verlag, 1994
Der Geist ist willig, doch das Fleisch macht schlapp, Kurt Leuze / Hanjo Schmidt, Gatzanis Verlag, 1994
Der Pinsel der Liebe, Bo Coolsaet, Kiepenheuer & Witsch, 1999
Der Schwanz. Männer über ihr Geschlecht, Harald Friedl, Promedia Verlag, 1998
Die Alchemie von Liebe und Lust, Theresa L. Crenshaw, Limes Verlag, 1997
Die gekaufte Potenz, Prof. Dr. med. Hartmut Porst, Steinkopff Verlag, 1999
Die neue Sexualität der Männer – Was Sie schon immer über Männer, Sex und Lust wissen wollten, Bernie Zilbergeld, 1996
Die Sexualität des Menschen, E. J. Haeberle, Nikol Verlags-GmbH, 1999
Die sichere Lust – Verhütung für den Mann, Heiko Pust, Waldthausen Verlag, 1991

Klitoral ... vaginal ... ganz egal!, Hanjo Schmidt, Gatzanis Verlag, 1995
Krieg der Spermien, Robin Baker, Bastei Lübbe Taschenbuchverlag, 1999
Lexikon der Erotik, Lykke Aresin, Kurt Starke, Knaur Verlag, 1996
Love & Sex, Dr. Miriam Stoppard, Mosaik Verlag, 1991
Männer – Die geheimen Wünsche des starken Geschlechts, Barbara DeAngelis, Wilhelm Heyne Verlag, 1992
Männersorgen im Klartext, Rasso Knoller, Dr. Bernd Mai, Der Ratgeber Verlag, 1997
New Joy of Sex – noch mehr Freude am Sex, Alex Comfort, Ullstein Verlag, 1994
Öfter, länger, besser. Sextipps für den Mann, Mantak Chia, Douglas Abrams Arava, Verlag Droemer, 1997
Power für den ganzen Tag, Gerhard Eggetsberger, Orac Verlag, 1997
Schöner leben mit dem kleinen Arschloch, Walter Moers, Eichborn-Verlag 1992
Schülerduden Sexualität: Ein Sachlexikon für Schule, Ausbildung und Beruf, Bibliographisches Institut & F. A. Brockhaus AG, 1997
Sex für Dummies, Ruth K. Westheimer, MITP-Verlag, 1999
Sexualität – Ein Ratgeber für Betroffene, Dr. Paul Kochenstein, Cip-Medien, 1998
Superpotenz, Dr. Dudley Seth Danoff, Bettendorfsche Verlagsanstalt, 1996
Was jedermann über Sexualität und Potenz wissen sollte, Professor Hartmut Porst, Trias Verlag, 1993
Wie man eine Frau befriedigt, Naura Hayden, Heyne-Verlag, 1993

Internet-Adressen zum Penis

Eine subjektive Auswahl an Websites zum Thema dieses Buches

www.andrologie.de: Internet-Sprechstunde für Männer zu den Themen Penisverlängerung, vorzeitiger Samenerguss, Potenzprobleme und mehr aus der Urologischen Klinik Bamberg. Potenzsprechstunde per E-Mail.

www.androx.com/pages/selbsttest/selbsttest.html: Hier kann Mann einen Test machen, ob er unter den Folgen des altersbedingten männlichen Androgenmangels leidet.

www.sizesurvey.com: Für alle, die eine eventuelle Entwicklung der Internetumfrage von Richard Edwards verfolgen wollen.

Unter *www.cryobank.com*, *www.cryolab.com*, *www.fairfaxcryobank.com*, *www.thespermbankofca.org* oder bei *www.cryos.dk* gibt es Spermien aus dem Netz.

www.ed-magazin.de: Die Website des Cialis-Herstellers bietet jede Menge Infos und Beratung zum Thema Impotenz.

www.hommage.de: Hier formiert sich eine deutsche Gesellschaft für Männermedizin. Per Online-Test wird der Hormonhaushalt gecheckt, und eine Liste von Männerärzten weist den Weg zum Spezialisten in ihrer Nähe.

www.impodoc.de: Ein Impotenz-Shop mit gutem Informationsangebot.

www.isg-info.de: Hilfe bei sexuellen Funktionsstörungen bietet auch das Freiburger Informationszentrum für Sexualität und Gesundheit e.V.

www.maennerseiten.de: Hier gibt's alles zum Thema Flirt, Bett, Sex, Penis. Außerdem zu Haushalt und anderen Dingen, die den Mann angehen.

www.menshealth.de/penisabc: Die Internet-Adresse für Männer, die nicht nur in Sachen Penis immer auf dem Laufenden sein möchten.

www.profamilia.de: Eine Plattform, die seriöse Sexualberatung im Internet bietet. Dort werden auf über 50 Seiten alle Aspekte der Sexualität beleuchtet.

www.schilddruesenpraxis.de: Hinter Spermienknappheit können auch Schilddrüsenprobleme stecken. Die Mainzer Experten Professor Lothar-Andreas Hotze und Professor Peter Pfannenstiel helfen bei der Aufklärung.

www.sextra.de: Hier können Ratsuchende per E-Mail ihre persönlichen Fragen an das bundesweite Beraterteam von Pro Familia stellen.

www.specialized.com: Bietet ergonomisch geformte Sättel und besser gefederte Fahrräder für ein genitalfreundliches Radfahren.

www.vorsorge-online.de: Hier bietet das Infozentrum für Prophylaxe und Früherkennung aus Kelkheim Infos zum Gesundheits-Check ab 35 Jahren, zum Hormonhaushalt oder zu Diabetes.

Kontaktadressen

Kontaktadressen zur Beschneidung

Landesärztekammern und Kassenärztliche Vereinigungen helfen bei der Suche nach Beschneidungs-Spezialisten mit offiziellen Arztlisten. ProFamilia und Männerberatungsbüros haben informelle Listen, anhand deren sie Ärzte empfehlen.

Kontaktadressen: NORM/NOCIRC in Deutschland

Frank Tschuschke
Tiefenbruchstr. 93
D-40764 Langenfeld
Tel./Fax: 0212/653930
E-Mail: *frank.tschuschke@mail.wuppertal.netsurf.de*

info Circ

Kennwort PB
Postfach 100405
46524 Dinslaken
Tel.: 0700/12369123
Fax: 0700/12369123

Kontaktadressen zur Penisverlängerung

Kliniken und Anbieter: EuroMed bzw. MediEquip Klinik bzw. JES-Extender-Vertrieb

Heidelberger Landstraße 7
64297 Darmstadt
Tel.: 06151/953993
Fax: 06151/953999

Informationsstelle für Sexualität und Gesundheit e.V.

Hugstetter Str. 55
79106 Freiburg
Tel.: 0761/2702701
Fax: 0761/2702745
Info-Line: 0180/5558484

Chiromed

Abraham-Lincoln-Str. 17
65189 Wiesbaden
Tel.: 0611/97745-0
Fax: 0611/97745-22

Chiromed

Alte Holstenstraße 12
21031 Hamburg
Tel.: 040/72402-58/-60
Fax: 040/72402-21

Medikos Dortmund

Rosemayerstr. 2–4
44139 Dortmund
Tel.: 0231/818970
Fax: 0231/9142439

Information: Deutsche Gesellschaft für Ästhetisch-Plastische Chirurgie e.V.

Beiertheimer Allee 18b
76137 Karlsruhe
Tel.: 0721/356693
Fax: 0721/379513

Deutsche Gesellschaft für Ästhetische Medizin

Bodenseeklinik
Unterer Schrannenplatz 1
88131 Lindau
Tel.: 08382/5094
Fax: 08382/8932

Deutsche Gesellschaft für plastische und Wiederherstellungschirurgie

Diakoniekrankenhaus Rotenburg
Elise-Averdieck-Straße 17
27342 Rotenburg
Tel.: 04261/772127, 772126, 772376/-77
Fax: 04261/772128

Vereinigung der Deutschen Plastischen Chirurgen

Bleibtreustraße 12 a
10623 Berlin
Tel.: 030/8851063
Fax: 030/8851067

Hilfe bei Fehlschlägen:

Arbeitsgemeinschaft Rechtsanwälte im Medizinrecht e.V.

Erftstraße 78
41460 Neuss
Tel.: 02131/92050
Fax: 02131/920511

Allgemeiner Patienten-Verband e.V.

Ludwig-Juppe-Weg 3b
35039 Marburg
Tel.: 06421/64735
Fax: 0180/505255980686

Kontaktadressen zu Fragen der Potenz

Pro Familia e.V., Beratungszentrum

Kohlhöfen 21
20355 Hamburg
Tel.: 040/343344
Fax: 040/343363

Deutsche Gesellschaft für Urologie (DGU)

Uerdinger Str. 64
40474 Düsseldorf
Tel.: 0211/516096-0
Fax: 0211/516096-60

Männertelefon Informationszentrum für Männerfragen

Tel.: 069/4950446
Fax: 069/4950446

Kontaktadressen von Einrichtungen, die mit Samenbanken zusammenarbeiten

Cryo-Bank Krefeld

Messer Griesheim
Fütingsweg 34
47805 Krefeld
Tel.: 02151/379164/-166
Fax: 02151/379477
Internet: *www.messer-medical.de*

Arbeitskreis für donogene Insemination e.V.

Markt 4
07743 Jena
Tel.: 03641/829610
Fax: 03641/829681

Kontaktadressen zu Fragen der Verhütung

Kompetente Beratung in allen Fragen der Verhütung bieten die Beratungsstellen von Pro Familia. Wo Sie die Adressen der Landesverbände finden, erfahren Sie bei:

Pro Familia
Stresemannallee 3
60596 Frankfurt/Main
Tel.: 069–639002
Fax: 069–639852
Internet: *www.profamilia.de*

Quellenverzeichnis

Hier wurde recherchiert:

Der Star ist die Mannschaft, Seite 8 ff.

Christian Scheuß: *Erotic Bodystyling*, Bruno Gmünder Verlag, Berlin 1996

Barry McCarthy aus: Vivien Marx: *Das Samenbuch*, Fischer Taschenbuch Verlag, Frankfurt 1999

WHO-Laborhandbuch zur Untersuchung des menschlichen Ejakulates und der Spermien-Zervikalschleim-Interaktion, 3. Auflage, Springer-Verlag, Heidelberg

Dr. Haydar Karatepe, Sexualmedizinisches Zentrum Frankfurt, *O-Töne*

«Katastrophe in Pink», Focus, Nr. 9, 28. 2. 2000

Professor Hartmut Porst, Urologe in Hamburg, *O-Töne*

Hunter Wessels, Tom F. Lue, Jack W. McAninch: *The Journal of Urology*, Vol.156, 985–997, 1996

Robin Baker: *Krieg der Spermien*, Bastei Lübbe Taschenbuchverlag, Bergisch Gladbach 1999

Professor Hartwig W. Bauer, Facharzt für Urologie in München, *O-Töne*

Walter Moers: *Schöner leben mit dem kleinen Arschloch*, Eichborn Verlag, Frankfurt 1992

Professor Peter Rathert, Chefarzt der Klinik für Urologie und Kinderurologie in Düren, *O-Töne*

Professor Hans-Udo Eickenberg, Urologe am Franziskus-Hospital in Bielefeld, *O-Töne*

Professor Christian Stief, von der Urologischen Klinik der Medizinischen Hochschule Hannover, *O-Töne*

Det Brandmeyer, Spezialist für Genital-Piercing des Studios Körperkult in Bünde bei Bielefeld, *O-Töne*

Dr. Hans Rudolph, Präsidium der Deutschen Gesellschaft für Plastische und Wiederherstellungschirurgie, *O-Töne*

Beschneidung – Operation Vorhaut, Seite 34 ff.

Dr. Helmuth Schuster, Facharzt für Urologie in Hamburg, *O-Töne*

Edward Laumann et al.: *Journal of the American Medical Association*, 277 (13); 1052–57, 1997

Dr. Theodor Klotz, Urologe an der Uniklinik Köln, *O-Töne*

Frank Tschuschke aus Langenfeld, deutscher Vertreter der US-Anti-Beschneidungsorganisation Nocirc (National Organisation of Circumcision Resource Center), *O-Töne*

Dr. Margit Fisch, Urologin an der Uniklinik Mainz, *O-Töne*

Der Penis im Einsatz, Seite 42 ff.

PM-Magazin, 9/1996

Durex Global Sex Survey, 1997, 1998

Professor Dr. Hans-Udo Eickenberg, Urologe in Bielefeld, *O-Töne*

Professor Peter Schwand, Internist am Uni-Klinikum Großhadern in München, *O-Töne*

William Masters, Virginia Johnson: *Die sexuelle Reaktion*, Rowohlt Verlag, Reinbek 1980

Emmanuele A. Jannini: *International Journal of Andrology*, 22(6): 385–92, 1999.

Professor Günter Stalla, Endokrinologe am Max-Planck-Institut in München, *O-Töne*

US-Sexualforscherin Dr. Theresa Crenshaw aus: *«Die Alchemie von Liebe und Lust»*, Limes Verlag, München 1997

MMW-Fortschr. Med. Nr. 26, S. 6–8, 1999

Professor Ulrich Wetterauer, Urologe am Uniklinikum Freiburg, *O-Töne*

Dr. Paul Kochenstein, Psychologe in München und Autor, *O-Töne*

Dr. Paul F. Engelhardt aus: Ärzte Zeitung, Nr. 22, S. 4, 8. 2. 2000

Medical Tribune vom 7. 10. 1994

Professor Hermann-J. Vogt von der Dermatologischen Klinik und Poliklinik der TU München aus: MMW 49/92, 816–820

Herzforscher Marc Pritzker aus: *Ige-Pressemeldung, Initiative gesund leben und ernähren e.V.*, Hamburg, 7. 1. 2000

Urologe Dr. Martinez Portillo vom Uniklinikum Mannheim aus: F. J. Martinez Portillo et al.: Akta Urologika, 30, 377–379, 1999

Men's Health, *Health Bulletin*, September 1999, S. 23

Pressemitteilung des Robert-Koch-Instituts, 28. 2. 2000, *www.rki.de*, Broschüre «Krebs in Deutschland», Herausgeber: Arbeitsgemeinschaft Bevölkerungsbezogener Krebsregister in Deutschland, 2. Auflage, Saarbrücken, 1999, www.rki.de/KREBS

dpa, 23. 8. 1999 (zu: Verschreibung der Potenzpille Viagra)
Die Welt, Boris Krohn, 15. 1. 2000, S. 1

Bundesinstitut für Arzneimittel und Medizinprodukte in Berlin aus: *BfArM-Pressemitteilung*, 2/00, 20. 1. 2000

Professor Klaus-Peter Jünemann vom Informationszentrum für Sexualität und Gesundheit e.V. (ISG) in Freiburg aus: *«Viagra bei richtiger Anwendung sicher»*, Ärzte-Zeitung, 21. 1. 2000

US-Forscher von der Columbia University in New York aus: *Ärzte-Zeitung vom 1. 9. 1998*, S. 10

Men's Health, *Health Bulletin*, September 1999, S. 20

Pressemitteilung der Radiological Society of North America, 1. 12. 1999

Dr. Wolfram Haas, Urologe in Waldkirch, *O-Töne*

Men's Health, Januar 1999, S. 84

Ärzte-Zeitung, 3. 2. 2000 (zu Uprima)

www.sexandhealth.com (zu Topiglan)

Dr. Dudley Seth Danoff: *Superpotenz*, Bettendorfsche Verlagsanstalt, München 1996

Hartman und Fithian aus: *Jeder Mann kann*, Ullstein, Berlin 1986

Professor Erwin Haeberle, Leiter des Archivs für Sexualwissenschaft am Berliner Robert-Koch-Institut, *O-Töne*

Studie des italienischen Urologen G. M. Ludovico aus: Medical Tribune vom 17. 10. 1997

U. Ylmaz et al.: *Journal of Urology*, 161, 107–111, 1999

Men's Health, Mai 1996, S. 22

Men's Health, März 1998

Allegra, März 1998

Kenneth Purvis: *Das große Buch vom kleinen Mann*, Scherz Verlag, München 1993, S. 100

Dänische Forscherin Elisabeth Carlsen von der Uni Kopenhagen und der dänische Professor Niels Skakkebaek aus: *Fertility and Sterility*, 1997; 68:1059–1064

Professor Bruno Allolio, Endokrinologe an der Uniklinik Würzburg, *O-Töne*

Focus, 51/1999, S. 12

Fertility & Sterility, May 1996, Vol. 65, No. 5, S. 1009–1014: «Semen analyses in 1283 men from the United states over a 25-year-period: no decline in Quality» und Fertility & Sterility, May 1996, Vol. 65, No. 5, S. 1044–1046: «Geographic variations in sperm counts: a potential cause of bias in studies of semen quality»

Men's Health, August 1996, S. 86

Dr. Stuart Irvine, Gynäkologe am Medical Research Council in Edinburgh, aus: *«Britain to study why male sperm counts dropping»*, CNN.com, 23. 8. 1999

The Lancet, 354, 484–485, 1999

Fertility & Sterility, 73, 221–228, 2000

Die Welt, **Axel Wellmann,** 14. 3. 2000

US-Urologe **Irwin Goldstein** von der Uni Boston aus: *Medical Tribune*, 7. 11. 1997

Men's Health, Januar 1998, S. 26

Professor Wolfgang Schulze, Androloge von der Unihautklinik Hamburg, *O-Ton*

WHO-Laborhandbuch zur Untersuchung des menschlichen Ejakulates und der Spermien-Zervikalschleim-Interaktion, 3. Auflage, Springer-Verlag, Heidelberg

Sperma-Guide aus: **Men's Health,** Mai 2000
Studie des Zoologen Dr. Alexander Lerchl vom Institut für Reproduktionsmedizin der Universität Münster aus: New Scientist, Nr. 2196, S. 21, und Naturwissenschaften, Bd. 86, S. 340
Die Welt, 15. 3. 2000, S. 39
Science, Bd. 285, S. 1393
Men's Health, September 1999, S.36
Diplom-Psychologin Angelina Borgaes aus Hamburg. Die beteiligten Personen, *O-Ton*
DAAB; dpa 111218, Januar 2000
MMW, 139 (1997), Nr. 42
The New England Journal of Medicine, April 10, 1997, Volume 336, Nr. 15
Professor Frank Detlef Goebel von der Medizinischen Poliklinik der Uni München, *O-Ton*
Professor Wolf-Hartmut Weisk, Urologe in Stuttgart, *O-Ton* (Ärzte-Zeitung)
Ärzte-Zeitung, 31. 8. 1999, S.1
Dr. Wolfgang Halbig, Urologe in Neuss, *O-Ton*
Ärzte-Zeitung, 27. 9. 1999
«Most men would take the pill», **BBC-News,** *www.bbc.co.uk,* 23. 2. 2000
Dr. Richard Anderson von der MRC Reproductive Biology Unit in Edinburgh aus: *«Most men would take the pill»,* **BBC-News,** *www.bbc.co.uk,* 23. 2. 2000
Press Release WHO/26 vom 2. 4. 1996
Men's Health, August 1996, S. 87
Schering AG am 3. 9. 1997 an **Men's Health,** Die Welt am 3. 9. 1997
Professor Rolf-Dieter Hesch, Endokrinologe aus Konstanz, *O-Ton* (und Deutsche Apotheker Zeitung, 134. Jahrgang, Nr. 9, 3. 3. 1994)
«Male pill moves closer», **BBC-News,** *www.bbc.co.uk,* 5. 1. 2000, Nature, 403, 86–89, 2000
Dr. Saeed Pooy vom Institut für Physiologie der Uni Hamburg, *O-Töne*
Dr. Markus Graefen, Urologe am Hamburger Uni-Krankenhaus, *O-Töne*
Hanjo Schmidt: *«Klitoral … vaginal … ganz egal!»*
Dr. Olaf Stoltze, Gynäkologe in Hamburg, *O-Töne*

Der Pannendienst für Männer, Seite 118 ff.

Dr. Heiko Becher vom Deutschen Krebsforschungszentrum in Heidelberg, *O-Töne*
American Journal of Epidemiology 151, 78–87, 2000
Medical Tribune, Nr. 47, 26. 11. 99, S. 1
Professor Wolfgang Weidner, Urologe in Gießen, *O-Töne*
Dr. Elmar Gari, Leitender Chirurg an der Klinik Fleetinsel in Hamburg, *O-Töne*
Dr. Stefan Krauße, Hautarzt in Hamburg, *O-Töne*

Namen für den Penis, Seite 174 ff.

GEWIS-Umfrage aus: **Men's Health,** Oktober 1999

E.J. Haeberle: *Die Sexualität des Menschen*, Nikol Verlags-GmbH, Hamburg 1999

Rasso Knoller, Dr. Bernd Mai: *Männersorgen im Klartext*, Ratgeber Verlag, Hamburg 1997

Walter Moers: *Schöner leben mit dem kleinen Arschloch*, Eichborn-Verlag, Frankfurt 1992

Schülerduden Sexualität: *Ein Sachlexikon für Schule, Ausbildung und Beruf*, Bibliographisches Institut & F. A. Brockhaus AG, Mannheim 1997

Dr. Dudley Seth Danoff: *Superpotenz*, Bettendorfsche Verlagsanstalt, München 1996

Professor Hartmut Porst: *Was jedermann über Sexualität und Potenz wissen sollte*, Trias Verlag, Stuttgart 1993

Register

Auf einen Blick:

O

P

Q

R

S

Die Autoren

Katharina Butz, geboren 1969, Studium der Rechtswissenschaften und der Medizin, Dr. med., Dr. jur., ist freie Journalistin u. a. für «Men's Health». Sie ist Trägerin verschiedener Journalistenpreise und Autorin zahlreicher Beiträge, die sich mit dem männlichen Zentralorgan beschäftigen. Katharina Butz lebt in Hamburg.
Detlef Icheln, geboren 1961, Studium der Germanistik und Chemie, Dr. rer. nat., war ab der ersten deutschen Ausgabe im Mai 1996 Leiter der Gesundheitsredaktion von «Men's Health». Seit April 2000 ist er für die Internet-Auftritte von «Men's Health» und «Best Life» verantwortlich. Detlef Icheln lebt in Hamburg.

Danksagung

Wir danken ganz herzlich allen Experten und Personen, die in diesem Werk erwähnt sind. Unser besonderer Dank gilt dabei Herrn Dr. Haydar Karatepe, Sexualmedizinisches Zentrum Frankfurt, Herrn Professor Hartmut Porst aus Hamburg und Herrn Professor Hans-Udo Eickenberg vom Franziskus-Hospital in Bielefeld.

Katharina Butz
Detlef Icheln

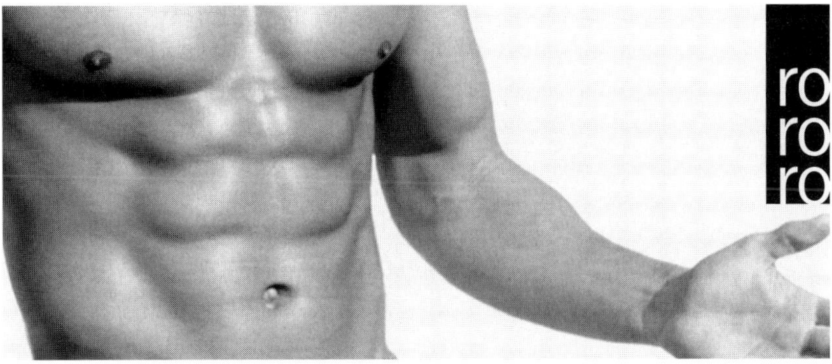

rororo Ratgeber: Men's Health

Wampe oder Waschbrett, das ist hier die Frage.

Das Muskel-Manual
Der ultimative Trainings-Guide
Thorsten Tschirner
3-499-61322-0

Das Bauchmuskelbuch
Mehr Muskeln – weniger Fett
Thorsten Tschirner/
Christine Wolters
3-499-61499-5

Muskelpillen
Die besten Fitmacher:
Alle Präparate im Test
Katharina Butz/Detlef Icheln
3-499-61178-3

Bodyguide Mann
Fakten, Vorurteile und Funktionen
Thomas Lazar
3-499-61113-9

Weg mit der Wampe
Der Guide für eine
schlanke Ernährung
Kirsten Thieme
3-499-61374-3

Power-Workout für Body & Soul
Fatburning · Kraft · Energie ·
Entspannung
Robert S. Polster
3-499-61027-2

Bodyconcept Bauch
Der ultimative Kraft-, Ausdauer-
und Ernährungsguide
Thorsten Tschirner/
Christine Wolters

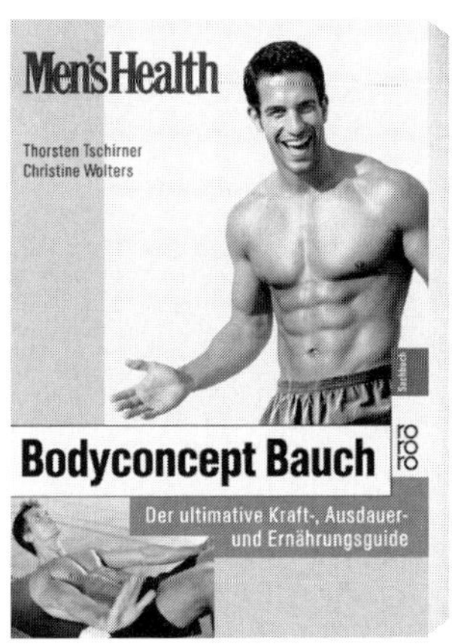

3-499-61140-6

S 14/1a